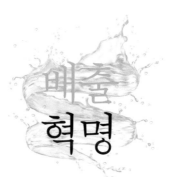

매출
혁명

배출 혁명

아카하네 다쿠야 감수 | 박유미 옮김

혁명

삶의 질이 수직 상승하는
기적의 대장 항문 건강 이야기

니들북

'항문' 하면 어떤 이미지가 먼저 떠오르나요?

아마도 더럽고 냄새나고, 언급만으로도 왠지 모르게 창피하고, 또 성적인 이미지를 떠올리는 분들도 있으리라 생각합니다.

정상적으로 기능하는 동안에는 딱히 의식할 일이 없어서 우리는 장기들에 대해 나쁘게 인식하지 않지만, 유독 항문에 대해서는 이미지가 좋지 않습니다. 하지만 항문은 다른 장기들과 마찬가지로 인체에서 중요한 역할을 담당하고 있습니다. 만일 항문이 제 기능을 하지 않으면 우리의 생활에 커다란 제약이 가해지게 됩니다.

그럼에도 우리는 항문에 이상 증상이 나타나면 부끄럽게 여기고 쉬쉬하며 상담을 꺼리는 경향이 있습니다. 뿐만 아니라 잘못된 대처나 건강법을 고집하는 사람들도 많습니다.

이 책은 항문이 어떤 역할을 하는지, 항문에 무리를 주지 않고 항문을 건강하게 유지하려면 어떻게 해야 하는지 등에 관해 시각 자료를 적극적으로 활용해 이해하기 쉽도록 설명하고 있습니다.

특히, 항문에 대해서는 성적인 이미지를 갖기 쉬운데, 어떻게 해서 항문에 그러한 인식이 박히게 됐는지는 의학적인 이유가 밝혀지지 않았습니다(연구 효과를 측정하기도 어려우므로 해당 내용으로는 좀체 연구가 이뤄지기 어려운 실정이기도 합니다). 이 책에서는 이렇게 항문 건강과 관련해 잘 이해되지 않는 부분에 대해 알려주고, 또 그와 관련된 신기한 사건들까지 소개합니다.

자, 이제부터 신기한 항문의 세계로 들어가볼까요?

- 소화기과 의사 아카하네 다쿠야

목차

PART 4

**배와
항문을
지키는
방법**

PART 1

놀라운
항문의 기능

01 복잡하고 예민한
항문

항문은 대변과 방귀가 나오는 엉덩이에 있는 구멍이다. 단순히 수축하고 이완하는 일만 한다고 생각하기 쉽지만 실제로 항문은 복잡한 작업을 수행하는 예민한 기관이다.

항문은 인체의 여러 기관과 연계된다

항문의 '항(肛)' 자에는 엉덩이의 구멍, '문(門)' 자에는 출입구, 좁은 통로라는 뜻이 있다. 한자의 의미대로 항문은 대변과 방귀가 지나는 통로이며, 몸 밖으로 나가는 출구로서 꼭 필요한 엉덩이의 구멍이다.

항문은 크게 3가지 역할을 한다. 첫째, 의식하지 않고 자연스럽게 조여 대변을 몸속에 모아두는 역할이다. 대변이 제멋대로 나오지 않는 것은 항문 덕분이다. 둘째, 반대로 대변을 내보내고 싶을 때는 항문을 의식적으로 이완시켜 대변을 몸 밖으로 내보낼 수 있다. 셋째, 대변과 방귀를 구별해 방귀만 몸 밖으로 내보내는 것도 가능하다. 방귀는 몸속에 고여 있는 기체인데, 방귀를 뀌는 기능이 없으면 배가 빵빵하게 팽창한다.

● 항문의 역할

대변을 모은다

대변이 제멋대로 나오지 않도록 직장의 출구를 자연스럽게 닫아둔다.

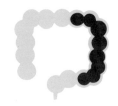

대변을 내보낸다

변의를 느꼈을 때 항문을 의식적으로 이완시키며 대변을 몸 밖으로 내보낸다.

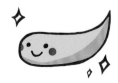

방귀만 뀐다

대변이 장에 있어도 항문을 살짝 이완시켜 방귀만 몸 밖으로 내보낸다.

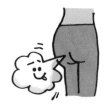

항문은 고체(대변)와 기체(방귀)를 구별해
저장과 방출을 조절할 수 있다.

● 항문 단면도

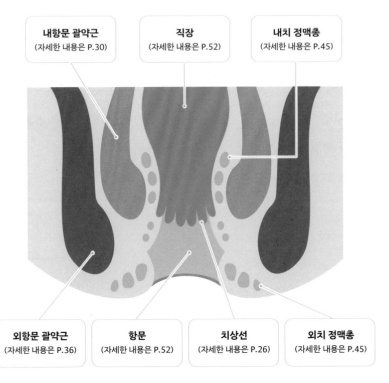

내항문 괄약근
(자세한 내용은 P.30)

직장
(자세한 내용은 P.52)

내치 정맥총
(자세한 내용은 P.45)

외항문 괄약근
(자세한 내용은 P.36)

항문
(자세한 내용은 P.52)

치상선
(자세한 내용은 P.26)

외치 정맥총
(자세한 내용은 P.45)

이해를 돕기 위해 간단한 항문 단면도를 실었다. 항문을 이완·수축하면서 조절하는 괄약근, 쿠션 역할을 하는 정맥총, 대변을 잠시 보관하는 직장 등 여러 기관이 연계함으로써 항문은 매일 치밀하고 복잡한 동작을 수행하고 있다.

02 항문이 만들어지는 과정

수정된 배아에서 몸이 형성되는 과정의 초기 단계에서 세포의 일부가 안쪽으로 빠져들어가 생긴 원구가 항문이 된다.

항문의 원형은 인체가 형성되는 초기 단계에서 만들어진다

인간을 포함한 생물의 발생은 수정된 난자의 세포 분열에서 시작된다. 세포 분열이 시작된 상태를 배아라고 하며, 특히 수정 후 2~3일까지의 배아를 초기 배아라고 한다.

배아는 세포 분열을 반복하다가 신체의 각 부분을 구성하는 기관을 형성한다. 인간의 경우, 수정 후 5일째 무렵에 해당하며 자궁 내막에 착상하기 전 단계다. 수정 후 약 12일이 지나면 배아가 착상하는데, 이 시점에서 임신이 성립한다.

착상한 배아는 몸의 각 부분을 구성하는 기관으로 성장할 세포 덩어리인 배반엽 상층과 태반이 완성될 때까지 아기에게 영양을 공급하는 역할을 하는 배반엽 하층으로 분리된다.

착상 후 배반엽 상층에서는 세포 일부가 배아 안쪽으로 접혀 들어가는 함입 현상이 시작된다. 함입에 의해 배아는 주머니를 2장 겹쳐놓은 듯한 상태가 되며, 이 함입으로 생긴 주머니의 입구에 해당하는 구멍을 원구라고 한다. 함입 후 배아는 소화 기관 등과 같은 몸의 안쪽 조직이 되는 내배엽, 피부 등과 같은 몸의 바깥쪽 조직이 되는 외배엽, 근육 등과 같은 조직이 되는 중배엽으로 분화된다.

● 항문의 발생

인체에서 가장 먼저 생기는 기관, 항문

세포가 배아의 안쪽으로 빠져들어가는 함입 과정에서 생긴 구멍을 원구라고 하며, 이것이 나중에 항문이 된다. 외배엽은 주로 피부 등의 체표 조직, 내배엽은 주로 소화관 등의 체내 조직이 되며 그 경계선에 항문이 만들어진다.

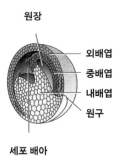

세포 배아

원구는 내배엽과 외배엽의 경계선에 해당하며 인간의 경우 원구가 항문이 된다. 즉, 상당히 초기 단계에서 항문이 형성되는 것이다. 이렇게 인간처럼 원구가 항문이 되는 동물을 신구동물이라고 하며 극피동물, 원삭동물, 척추동물이 여기에 해당한다.

반대로 원구가 입이 되는 동물을 구구동물이라고 하며 절지동물, 환형동물, 연체동물, 선형동물, 윤형동물, 편형동물이 여기에 속한다.

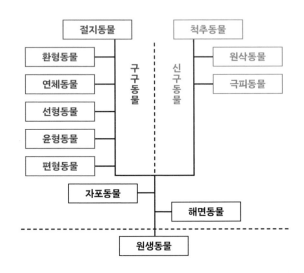

● 동물의 계통수

구구동물 = 원구가 입이 되는 동물

배아에 최초로 생기는 구멍인 원구가 입이 되고 새로운 구멍이 항문이 되는 생물이다. 오래된 구멍이 입이 된다고 해서 구구동물이라고 한다.

신구동물 = 원구가 항문이 되는 동물

배아에 최초로 생기는 구멍인 원구가 항문이 되고 새로운 구멍이 입이 되는 생물이다. 새로운 구멍이 입이 된다고 해서 신구동물이라고 한다.

03 항문의
기원

동물의 조상은 입을 통해 식사와 배설을 모두 해결했다. 진화 과정에서 항문이 발생한 것으로 추측되지만 그 기원은 많은 수수께끼에 싸여 있다.

항문은
언제 생겼을까

항문의 기원에 대해서는 여러 설이 있지만, 덩어리 형태의 몸에 입이 하나밖에 없는 자포동물 등 단순한 생물의 위강 개구부가 항문과 입으로 분화해 다른 역할을 하는 동물로 진화했다는 것이 현시점에서의 정설이다.

　자포동물이란 해파리, 산호, 말미잘 등으로 몸이 3개 이상의 대칭면(같은 형상)을 가지는 방사 대칭을 하고 있으며, 하나의 입으로 식사와 배설을 하는 원시적인 생물이다. 또 DNA와 화석 등을 분석한 결과 자포동물이 최초로 지상에 등장한 동물의 직계 자손임을 알 수 있어 가설의 주요 근거가 되고 있다.

　그런데 이 자포동물에 가까운 유즐동물인 빗해파리에게 입과 항문이 있다는 것이 최근 연구에서 판명됐다. 즉, 원시적인 생물에도 항문이 존재한다는 것이 밝혀지자 진화하는 과정에서 항문이 생겼다는 기존의 학설이 흔들리게 됐다.

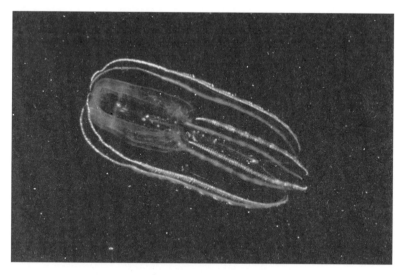

　•　빗해파리는 무지갯빛으로 빛나는 빗판을 가진 유즐동물로,
　　가장 원시적인 생물 중 하나다.

빗해파리의 생물학적 분류는 아직 확실하지 않아 향후 연구에서 다시 견해가 달라질 수 있으며, 현재의 정설이 뒤집힐 가능성은 충분하다.

● 항문을 가진 동물의 등장

정설

동물의 조상은 몸에 입이 하나만 있는 단순한 생물이다. 그 하나의 구멍으로 식사와 배설을 했는데, 몸이 가늘고 길어지며 입과 반대쪽 끝에 배설을 하는 항문이 생기고, 입과 항문 사이에 소화관이 있는 동물이 등장했다.

새로운 발견으로 흔들리는 정설

원시적인 생물인 빗해파리에게 항문이 발견되자 입만 있던 원시적인 생물이 진화해 항문이 생겼다는 학설에 의문점이 생겼다.

· **가설 ①** : 빗해파리의 항문과 소화관은 다른 동물들과 상관없이 독자적으로 진화했다.

· **가설 ②** : 하나의 입으로 음식 섭취와 배설을 모두 수행하는 동물들은 진화하는 과정에서 어떤 이유로 인해 항문을 잃게 됐다.

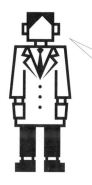

항문의 기원에 대한 정설은 언제든 뒤집힐 수 있다!

기능이 다양한 해삼의 항문

대부분의 생물에게 항문은 배설하기 위한 기관이지만 해삼의 경우는 조금 다르다. 해삼의 항문은 바닷물을 빨아들여 호흡을 하고, 점성관이라는 끈적끈적한 물질을 방출해 외부의 적으로부터 몸을 보호하며, 몸속에 숨어 사는 숨이고기의 출입구라는 기능을 겸비하고 있다.

04 항문과 입이
비슷하다?

항문과 입이 비슷하다는 말을 들으면 쉽게 믿을 수 없 겠지만, 입과 항문에는 의외의 공통점이 존재한다.

입은 소화관의 입구, 항문은 소화관의 출구다

인간은 식사를 통해 몸을 움직이는 에너지를 얻고 근 육, 뼈와 같은 몸을 만드는 물질을 체내로 흡수하며 살아간다. 이때 필요한 기관이 소화관인데, 입에서 시 작해 식도, 위, 소장, 대장을 통과하는 과정에서 음식물의 소화와 흡수가 이뤄지며 최종적으로 항문을 통해 음식물 찌꺼기와 수분이 배출된다.

● 입구는 입, 출구는 항문

하나의 관으로 연결돼 있는 입과 항문

소화관은 입에서 식도, 위, 소장, 대장, 항문까지 연결돼 있는 관 모양의 기관이다. 길이는 약 9m이며, 음식물의 소화에 걸리는 시간은 24~48시간이다.

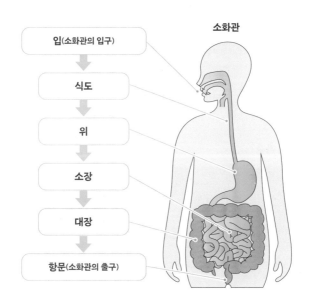

건조한 피부와 달리 소화관은 끈적끈적한 액체가 분비되는 점막으로 이뤄져 있는 것이 특징이다. 이 점막과 피부의 경계를 이루는 것이 입과 항문이다.

입의 경우 피부와 점막의 경계가 되는 것은 입술이다. 입술은 건조하기 때문에 피부라고 생각하기 쉽지만 사실은 점막이 벗겨져 노출돼 있는 특이한 기관이다. 점액은 없고 단지 얇은 껍질로 덮여 있어 혈류가 비치기 때문에 붉게 보이는 것이다. 항문은 소화관의 출구로, 항문 안쪽에 있는 치상선이 피부와 점막의 경계다.

입과 항문은 외형과 기능이 전혀 다르지만 몸의 바깥쪽과 안쪽의 경계라는 공통점이 있다.

● 입과 항문은 피부와 점막의 경계선

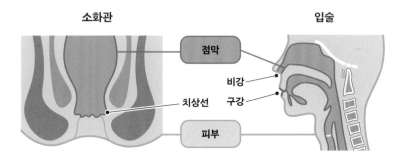

치상선

항문 입구에서 3~4cm 위에 있는 치상선이 피부와 점막의 경계선이 된다. 치상선의 위쪽 점막에는 통각이 없어 통증이 느껴지지 않는다.

입술

입술은 피부와 점막의 경계선에 해당하며 입술 자체는 점막으로 돼 있다. 소화관은 아니지만 비강도 점막과 피부의 경계가 된다.

입술은 인간 고유의 독특한 기관이다

사람의 입술은 점막의 일부가 말려 올라가서 생긴 것이며 표피의 일부인 각질층이 심하게 얇아 혈관(혈액)의 색깔이 비쳐 보이기 때문에 붉은 것이다. 점막이 밖으로 나와 있는 입술은 인간에게만 있는 특이한 기관이다.

대변을 모아두는 이유

인간은 대변을 어느 정도까지 모아둘 수 있는데, 이는 자율 신경의 작용에 따라 자동으로 항문을 조이는 내 항문 괄약근과 관련이 있다.

대장에서 고형화된 대변은 S상 결장에 모인다

입으로 들어간 음식물은 소화관을 통과하는 사이에 소화, 흡수가 진행돼 대장에 도착할 무렵에는 식이 섬유 등의 음식물 찌꺼기와 소화액 등의 수분이 섞인 액체 상태가 된다. 대장은 수분을 흡수하는 역할을 하므로 대장을 지나는 동안 액체 상태에서 반 유동 상태, 죽 상태, 반 죽 상태로 변하며 대장의 말단에 해당하는 S상 결장에 도착한다.

S상 결장은 문자 그대로 S자 모양으로 휘어져 있어 굴곡부에 대변이 머물게 되고, 여기서 수분이 흡수돼 고형화되며 대변이 만들어진다.

● **대변의 형성 과정**

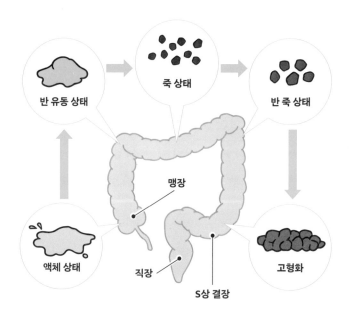

묽은 죽 같은 액체 상태로 대장에 도착한 음식
물은 결장(맹장에서 S상 결장까지의 부분)을 지나며
점차 수분이 흡수돼 죽 상태로 바뀌고 직장에
도달하면 고형화된 대변이 된다.

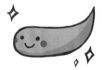

    음식을 섭취해 그 자극이 대장에 전해지면 대변은 S상 결장에서
직장으로 보내진다. 직장벽은 신장성(伸長性)이 좋아 어느 정도 대변을
모아둘 수 있다.

    직장의 아래쪽은 항문이다. 직장이 대변으로 가득 찰 때까지는 자
율 신경에 의해 조절되는 내항문 괄약근이 자동으로 항문을 조이고 있
어 대변이 새어 나올 걱정은 없다.

    직장과 항문의 각도에는 비밀이 있다. 직립 자세일 때는 거의 90도
가 되기 때문에 직장에 쌓인 대변이 항문 쪽으로 이동하기 어렵다.

● 직장에 쌓이는 대변

직장벽은 신장성이 뛰어나 대변을 모아둘 수 있다. 일정량이 모일 때
까지는 자율 신경의 작용에 따라 내항문 괄약근이 항문을 조이고 있어
대변이 새어 나올 염려가 없다. 하지만 일정량을 초과하면 직장벽에 자

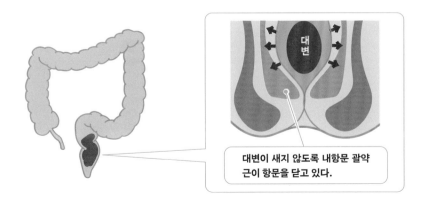

대변

대변이 새지 않도록 내항문 괄약근이 항문을 닫고 있다.

극이 전달돼 변의를 느끼게 된다.

직장과 항문 각도

항문과 직장이 이루는 각도를 직장 항문각이라고 한다. 보통은 치골 직
장근이 직장을 치골 쪽으로 당기고 있어 거의 직각이 되므로 대변이
항문으로 이동하지 않는다.

치골 직장근

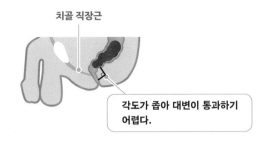

각도가 좁아 대변이 통과하기
어렵다.

06 변의를 느끼는 과정

대변을 보고 싶다고 느끼는 변의는 직장에 대변이 일정량 쌓여 발생하는데, 이 시스템은 자고 일어날 때, 음식을 먹을 때와 관련이 있다.

대변이 직장으로 이동하면 변의가 느껴진다

변의는 직장 내 압력이 높아져(40~50mmHg 이상) 생긴다. 압력에 의해 직장벽이 받은 자극이 골반 신경에서 천수의 배변 중추로 전달되고, 다시 시상 하부를 거쳐 대뇌 피질의 감각 영역으로 전달돼 변의를 느끼게 된다.

이와 동시에 배변 중추에서 직장을 수축시켜 내항문 괄약근을 이완시키라는 명령이 전달되면 대변이 나올 수 있는 상태가 된다. 이를 배변 반사라고 한다.

S상 결장에 쌓인 대변이 직장으로 보내지는 데는 2가지 경우가 있다. 하나는 위 결장 반사로, 위에 음식이 들어감에 따라 대변을 내보내는 장운동이 촉진된다. 또 다른 하나는 자세 반사(기립 반사)로, 아침에 잠에서 깬 후 누워 있던 상태에서 일어나면 장운동이 촉진된다. 이 두 반사에 의해 직장으로 대변이 보내지면 변의를 느끼게 되는 것이다.

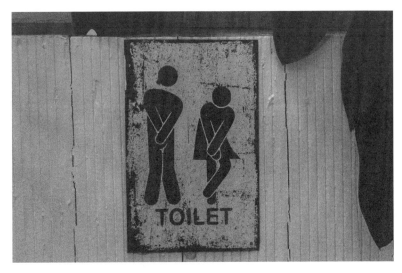

* **변의는 때때로 우리를 곤란하게 한다.**
  변의의 발생 메커니즘은 아주 복잡하고 정밀하다.

● 직장 내 압력 상승으로 인한 변의

위 결장 반사

위에 음식이 들어오면 그 자극으로 대장의 연동
운동이 시작되고 대변이 직장으로 쉽게 운반된
다. 이를 위 결장 반사라고 한다. 위 결장 반사는
위가 비어 있는 시간이 길수록 강해지는 경향이
있어 아침 식사 후에 가장 강한 반사가 일어난다.

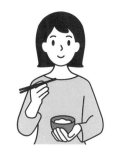

자세 반사(기립 반사)

잠에서 깨 일어나면 그 자극으로 맹장이 수축
되고 항문이 이완돼 내용물을 밀어내는 연동 운
동이 시작되며 대변이 직장으로 쉽게 운반된다.
이를 자세 반사라고 한다.

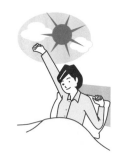

배변 반사

직장 내에 대변이 쌓이며 압력이 높아지면 배변 조절 역할을 하는 배
변 중추에 자극이 전달된다. 배변 중추와 직장은 자율 신경 중 하나인
부교감 신경으로 연결돼 있어 직장과 내항문 괄약근의 수축이 일어난
다. 동시에 이 자극은 감각을 관장하는 대뇌 피질의 감각 영역에 전달
돼 변의로 지각된다.

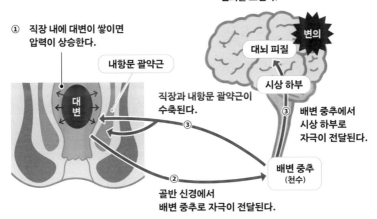

④ 대뇌 피질의 감각 영역에 전달돼 변의를 느낀다.

변의

대뇌 피질

시상 하부

① 직장 내에 대변이 쌓이면 압력이 상승한다.

내항문 괄약근

대변

직장과 내항문 괄약근이 수축된다.
③

③ 배변 중추에서 시상 하부로 자극이 전달된다.

배변 중추 (천수)

②

골반 신경에서 배변 중추로 자극이 전달된다.

07 대변을 참을 수 있는 이유

사람은 변의가 느껴져도 대변을 참을 수 있다. 이는 스스로의 의지로 통제할 수 있는 외항문 괄약근 덕분이다.

외항문 괄약근은
의지로 항문을 조인다

앞서 언급했듯 변의를 느낀다는 것은 내항문 괄약근이 이완돼 항문이 열리고 직장이 수축되며 대변을 밀어내는 상태라는 의미다. 이 경우 바로 대변이 나온다 하더라도 이상하지 않은 상황이지만 우리는 잠시 대

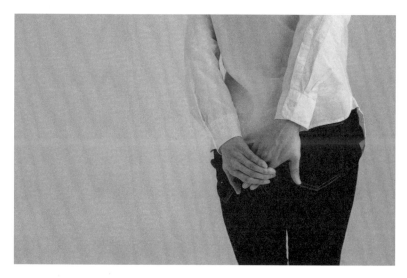

· **사람은 자신의 의지로 항문을 조일 수 있기 때문에
변의를 느끼더라도 잠시 참을 수 있다.**

변을 참을 수 있다. 어떻게 해서 대변을 참을 수 있는 걸까?

그 비밀은 바로 외항문 괄약근에 있다. 이 근육은 자기 의지대로 움직일 수 있는 수의근이라서 뇌의 명령에 따라 항문을 단단히 조일 수 있다.

변의를 느끼더라도 뇌가 주변 상황을 살펴보고 대변을 보면 안 된다고 판단한 경우에는 외항문 괄약근을 긴장시켜 항문을 닫고 참을 수 있다.

반대로 화장실에 있다거나 대변을 봐도 되는 상황이라고 판단하면 외항문 괄약근을 이완시키고 항문을 열어 대변을 내보낼 수 있다.

● 배변 여부를 판단하는 뇌

대변을 참는 경우

변의가 느껴지더라도 지금 대변을 봐도 되는지 먼저 뇌가 판단한다. 안
된다고 판단할 경우 뇌에서 배변을 참으라는 명령이 내려오고 외항문
괄약근이 긴장하며 항문을 닫는다.

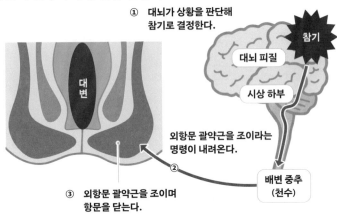

① 대뇌가 상황을 판단해
   참기로 결정한다.

참기

대뇌 피질

시상 하부

대변

외항문 괄약근을 조이라는
명령이 내려온다.

②

배변 중추
(천수)

③ 외항문 괄약근을 조이며
   항문을 닫는다.

대변을 보는 경우

화장실 변기에 앉아 있을 때처럼 대변을 봐도 된다고 판단할 수 있는
상황에서는, 뇌가 대변을 보라는 명령을 내리고 외항문 괄약근이 이완
하며 항문이 열린다.

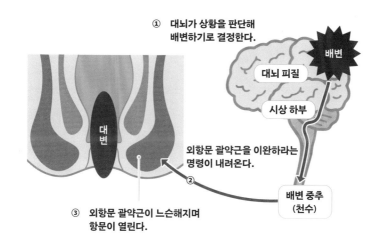

① 대뇌가 상황을 판단해
배변하기로 결정한다.

배변

대뇌 피질

시상 하부

외항문 괄약근을 이완하라는
명령이 내려온다.
②

배변 중추
(천수)

대
변

③ 외항문 괄약근이 느슨해지며
항문이 열린다.

08 자연스러운 방귀는 건강하다는 증거?

소리와 냄새를 동반하며 자신도 모르는 사이에 나오는 방귀는 상당히 골칫거리다. 하지만 방귀가 자연스럽게 나온다면 어떤 의미에서는 건강하다는 증거이기도 하다.

방귀는 중요한 생리 현상이다

주변에 사람들이 많은 상황에서 방귀가 뿡 나와버리면 아주 부끄럽고 민망하다. 그런데 방귀의 소리와 냄새는 골칫거리이지만, 방귀는 소화관 내에 모인 가스를 몸 밖으로 배출하는 정상적인 생리 현상이다.

만약 방귀가 나오지 않으면 소화관 내에 가스가 쌓여 배가 빵빵하게 부풀고 배변에도 악영향을 미치게 된다. 그러므로 자연스럽게 나오는 방귀는 몸에 필요하고 좋은 현상이다.

● 방귀, 가스를 배출하는 생리 현상

부끄럽지만 필요한 정상적 생리 현상

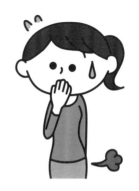

사람들 앞에서 방귀를 뀌는 것을 매너 없고 부끄러운 행위라고 생각하는 사람들이 많다. 하지만 방귀는 항문을 통해 체내 가스를 배출하는 데 꼭 필요한 정상적인 생리 현상이라는 사실을 이해할 필요가 있다.

횟수가 많다면 질병 의심

육류나 식이 섬유 과다 섭취, 스트레스, 수면 부족 등의 원인으로 방귀 횟수가 늘어날 수 있다. 하지만 횟수가 비정상적으로 많다면 대장 질환의 전조 증상일 가능성도 있다.

방귀가 늘어나는 원인

· 육류 과다 섭취
· 식이 섬유 과다 섭취

- 스트레스
- 수면 부족
- 공기 연하증
- 과민 대장 증후군
- 대장 질환

    무의식중에 방귀가 나오는 경우가 있는데, 이는 항문 상부에 있는 감각 수용기가 대변(고체)인지 방귀(기체)인지 판별해 방귀만 자동으로 방출하는 구조로 돼 있기 때문이다.

    감각 수용기가 방귀라고 식별하면 내항문 괄약근이 살짝 이완되며 기체인 방귀만 통과할 정도의 틈을 항문에 만든다. 이 틈새로 기체인 방귀만 방출되는데, 방귀가 나올 것 같다고 느낄 경우에는 의식적으로 외항문 괄약근을 긴장시키고 항문을 닫아 방귀가 나오지 못하게 할 수도 있다.

● 방귀만 방출하는 원리

직장에 가스가 쌓이면 센서가 감지한다

식사할 때 들이마신 공기와 소화관 내에서 발생한 가스는 대장으로 보내진다. 대장에서 흡수되지 않은 가스가 직장에 쌓이면 항문 상부의 감각 수용기라는 센서가 이를 감지한다.

가스가 쌓인 것을 감지하면 내항문 괄약근이 약간 이완되며 가스만 배출하는데, 이것이 방귀다.

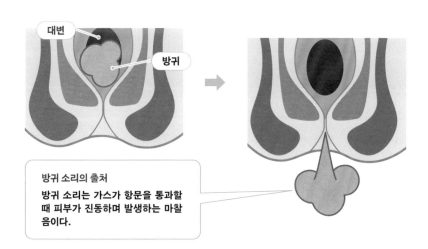

대변

방귀

방귀 소리의 출처
방귀 소리는 가스가 항문을 통과할 때 피부가 진동하며 발생하는 마찰음이다.

09 항문을 조이는
2개의 쿠션

항문은 2개의 괄약근으로 닫혀 있으며, 이들의 기능을 보조하고 단단히 밀착시키는 2개의 쿠션이 있다.

정맥총은 항문을 닫는 역할을 하는 또 다른 기관이다

앞서 설명한 항문을 닫는 근육인 내항문 괄약근과 외항문 괄약근 이외에도, 항문을 닫는 역할을 하는 기관이 존재한다. 바로 내치 정맥총과 외치 정맥총이라는 2개의 정맥총이다. '총'이란 무리 지어 모여 있는 모습을 나타내는 한자로, 정맥이 가늘게 갈라져 그물처럼 돼 있는 것을 정맥망이라 하고, 이것이 입체적으로 겹쳐져 있는 게 정맥총이다.

● **정맥총**

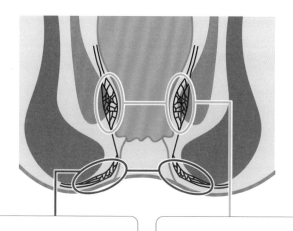

외치 정맥총
치상선보다 아래쪽의 항문 출구 부근에 있는 것이다. 탄력 있는 부드러운 조직으로서 항문 바깥쪽을 단단히 밀착시키는 역할을 한다.

내치 정맥총
치상선보다 약간 위쪽의 직장 주위에 있는 것이다. 탄력 있는 부드러운 조직으로서 항문 안쪽을 단단히 밀착시키는 역할을 한다.

정맥총은 부드러운 쿠션처럼 탄력 있는 조직으로 돼 있어 항문을 바짝 밀착시켜 닫아주는 역할을 한다. 내치 정맥총은 피부와 점막의 접합부인 치상선보다 상부에 존재하며, 내항문 괄약근과 연계해 항문을 꽉 닫아주는 역할을 한다. 외치 정맥총은 치상선 아래, 즉 항문관 바깥쪽 아래 부근에 있으며 외항문 괄약근과 연계해 항문을 꽉 닫아주는 역할을 한다.

정맥총에 울혈이 일어나 정맥류가 생기면 항문 질환인 치질의 원인이 된다.

● 항문 괄약근과 정맥총

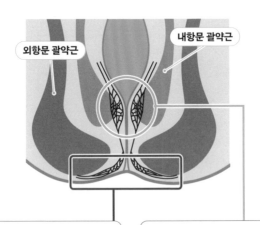

외치 정맥총, 항문 쪽 쿠션
외항문 괄약근이 긴장해 항문을 닫고 있을 때 부드러운 쿠션 같은 외치 정맥총이 바짝 밀착해 항문을 밀폐한다. 이러한 항문 쪽 쿠션 역할 덕분에 대변이 새지 않게 하면서 변의를 참을 수 있다.

내치 정맥총, 직장 쪽 쿠션
자율 신경의 작용으로 내항문 괄약근이 긴장해 항문을 닫고 있을 때 부드러운 쿠션 같은 내치 정맥총이 항문을 밀폐시킨다. 따라서 설사가 일어나도 액체 상태의 대변이 새어 나오지 않는다.

부드러운 정맥총이 바짝 밀착해 항문을 닫고 있다

항문 괄약근이 긴장해 항문이 닫혀 있는 상태일 때 부드러운 조직인 정맥총이 단단히 밀착돼 빈틈없이 항문을 닫을 수 있다. 입술을 오므리면 입술의 부드러운 부분이 밀착되는 것과 비슷한 상태다.

10 성별에 따라 항문이 다르다?

남성과 여성의 하체 구조는 성기와 그 관련 기관에 큰 차이가 있을 뿐만 아니라 신체를 지탱하는 골반의 형태도 상당히 다르다.

성별에 따라 하체의 차이는 크지만 항문의 차이는 없다

직장과 항문이 있는 하체는 성별에 따른 차이가 가장 큰 신체 부위다. 남성의 성기와 여성의 성기는 외관부터 다르며 부속된 기관의 크기와 형태도 완전히 다르다.

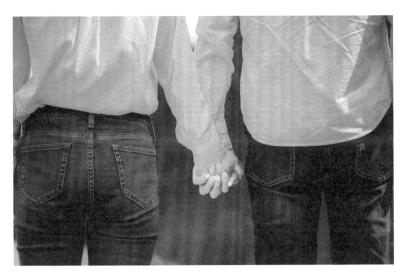

• 엉덩이만 보고 남성인지 여성인지 알 수 있는 이유는
내부 골반 형상의 차이가 크기 때문이다.

허리 부분을 형성하고 있는 골격인 골반에도 성별에 따라 차이가 있다. 골반은 척추와 대퇴골 사이에 있는데, 몸을 지탱하는 역할을 하는 아주 중요한 뼈다. 남성의 골반은 폭이 좁고 깊은 양동이형이다. 이와 달리 여성의 골반은 폭이 넓고 얕은 세면기형으로, 임신, 출산에 적합한 형태로 돼 있다. 골반은 인체에서 남녀 차이가 가장 현저한 뼈 중하나다.

골반에 둘러싸여 있는 공간을 골반강이라고 한다. 골반강에는 S상결장, 직장, 항문, 방광, 요도가 있는데, 여기에 남성은 정소, 여성은 자궁, 난소, 난관, 질이라는 기관이 위치해 있다.

직장과 항문은 남녀 공통 기관이므로 구조나 외관의 차이는 없다.

다만, 여성은 직장 옆에 자궁과 질이 있는데, 이 사이의 벽이 약해져 직장이 질에서 튀어나오는 직장류(자세한 내용은 P.106) 같은 질병에 걸릴 수 있다.

● 성별에 따른 항문 주위의 구조

남성의 골반 내부 구조

자궁이 없는 남성은 골반 구조가 단순하다 : 남성의 골반은 좁고 깊으며 자궁이 존재하지 않는 만큼 여성보다 단순한 구조로 돼 있다. 직장과 항문 주변의 구조는 크게 다르지만 항문은 성별에 따른 차이가 없이 남성과 여성이 같다.

여성의 골반 내부 구조

여성 특유의 질병은 직장, 자궁, 질이 가까운 데서 비롯된다 : 여성의 골반 구조상의 큰 특징은 직장과 질이 인접해 있다는 점이다. 직장과 질 사이에 벽이 있는데, 노화 등으로 이 벽이 약해지면 직장의 일부가 질에서 튀어나오는 직장류가 발생한다.

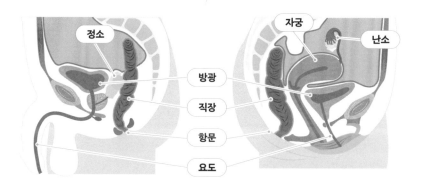

정소 · 방광 · 직장 · 항문 · 요도 · 자궁 · 난소

변비와 여성 호르몬의 관계

변비는 모든 여성을 괴롭히는 질병이다. 변비의 원인 중 하나는 바로 여성 호르몬인 프로게스테론이다. 이 호르몬은 대장의 연동 운동을 억제하고 임신에 대비해 몸에 수분을 축적하는 작용을 한다. 이로 인해 장이 잘 움직이지 않고 대변의 수분이 부족해지는 것이다.

11 극도로 민감한
항문의 안쪽

항문 안쪽에 있는 직장은 두께 5mm의 얇은 직장벽으로 이뤄져 있다. 직장은 통증을 느끼지 못하고 신장성이 있고 상당히 민감하고 손상되기 쉽다.

직장 표면은
점액으로 보호된다

항문 바깥쪽 피부는 각질층으로 덮여 있어 어느 정도 강도가 있다. 하지만 항문 안쪽에 치상선보다 위쪽의 직장벽은 두께가 약 5mm에 불과하다. 게다가 부드러운 점막으로 형성돼 있기 때문에 피부에 비해 강도가 상당히 약하다.

● 두께 5mm의 직장벽

직장벽은 얇고 약하다

직장벽은 안쪽부터 점막, 점막하층, 고유근층, 장막하층, 장막의 5층 구조로 돼 있으며 전체 두께는 약 5mm다. 직장의 점막은 두께가 약 0.2~0.4mm에 불과해 매우 민감하다.

직장벽의 구조

항문으로 들어가면 바로 나오는 하부 직장은 직장벽의 바깥쪽을 내항문 괄약근이 덮고 있어 근육이라는 갑옷으로 보호되고 있다. 반면, 하부 직장보다 위쪽의 상부 직장은 근육 갑옷이 없어 매우 민감한 부분이다.

또한 직장에는 통증을 느끼는 신경이 없다. 따라서 변비를 어떻게든 해소하려고 손가락을 항문에 집어넣어 대변을 긁어내는 '대변 매복 제거'나, 재미로 항문에 이물질을 삽입하는 행위가 직장에 상처를 입힌다는 생각을 미처 하지 못하므로 아주 위험하다. 항문이나 직장에 손을 대는 행위는 피해야 한다.

● 직장의 구조

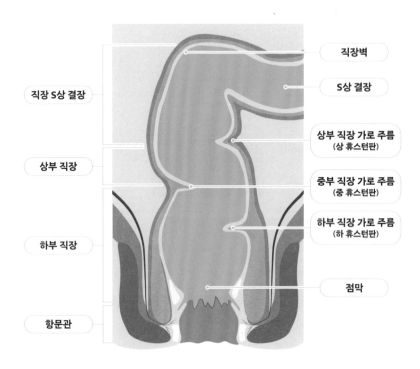

직장 S상 결장

상부 직장

하부 직장

항문관

직장벽

S상 결장

상부 직장 가로 주름
(상 휴스턴판)

중부 직장 가로 주름
(중 휴스턴판)

하부 직장 가로 주름
(하 휴스턴판)

점막

상부 직장

중부 직장 가로 주름의 위쪽을 상부 직장이라고 한다. 상부 직장보다 위쪽은 근육으로 덮여 있지 않은 것이 특징이다.

점막

소화기나 호흡기 등 몸의 안쪽 표면에 있는 막이다. 이 막에서 점액이 분비돼 점액층을 형성함으로써 점막을 보호한다.

하부 직장

치상선에서 중부 직장 가로 주름까지를 하부 직장이라고 한다. 이 부분은 주변에 내항문 괄약근과 내치 정맥총이 있어 직장을 보호하는 구조로 돼 있다.

직장 가로 주름(휴스턴판)

직장에는 대변의 역류를 막는 역할을 하는 3개의 주름이 있다. 이들을 항문 쪽부터 하부 직장 가로 주름, 중부 직장 가로 주름, 상부 직장 가로 주름이라고 한다.

12 항문의 확장 범위

대변을 보고 나서 굵기 때문에 놀란 적이 있을 것이다. 인간의 항문은 과연 얼마나 확장될 수 있을까?

큰 건전지 굵기보다 작은 대변은 순조롭게 나온다

대장 및 식이 섬유를 연구하며 《섬유소의 협박(Fiber Menace)》이라는 책을 쓴 우크라이나 출신 작가 콘스탄틴 모나스티스키에 따르면, 성인의 이완된 항문관 개구부의 지름은 35mm라고 한다. 그러므로 이 굵기보다 작은 대변은 무난하게 항문을 통과할 수 있다.

지름 35mm라 하면 500엔 동전(26.5mm)이나 페트병 뚜껑(30mm)보다 크고 대형 건전지(34.2mm)와 거의 같은 크기로, 어느 정도 굵은 대변도 문제없이 통과할 수 있다.

만약 대변의 크기가 이보다 크면 배출하기 위해 힘을 줘야 하므로 항문에 통증을 느끼게 된다. 게다가 항문 주변에 부담이 돼 치질에 걸릴 위험성이 크다. 뿐만 아니라 긴장할 경우, 외항문 괄약근을 완전히 이완시키지 못해 작은 변을 보더라도 통증을 느낄 수 있다.

● 문제없이 확장되는 항문의 크기

인종, 성별과 관계없이 지름 35mm까지 확장

항문은 지름 35mm까지는 별다른 문제없이 확장된다. 더 확장되면 통증을 동반할 뿐만 아니라 치질이 발생하거나 항문 괄약근이 손상될 수 있다.

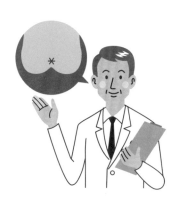

대변이 굵어지는 원인은 대부분 변비이지만, 그 외 불용성 식이 섬유의 과다 섭취 때문일 수도 있다. 보리, 현미, 우엉, 당근, 시금치 등에 많이 함유돼 있는 불용성 식이 섬유는 장에서 수분을 흡수해 대변의 부피를 증가시킨다.

● 의외로 작은 지름 35mm

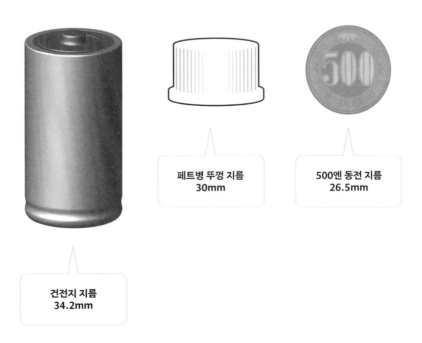

페트병 뚜껑 지름
30mm

500엔 동전 지름
26.5mm

건전지 지름
34.2mm

대변 굵기를 확인했을 때 35mm보다 굵다면 항문에 부담이 되는 상태이므로, 대변을 가늘게 만들기 위해 수분을 많이 섭취하거나 불용성 식이 섬유를 피해야 한다.

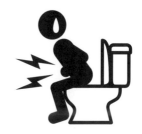

1분 상식

지름 44mm까지는 통과 가능

스스로 놀랄 정도로 굵은 대변이 나와서 '내려가지 않으면 어떡하지…' 하고 고민한 적이 있을 것이다. 일본의 표준 변기 규격을 정하는 'JIS A5207'에서는 지름 44mm의 대변을 흘려보낼 수 있는지에 대해서 시험한다. 엄청나게 굵은 대변도 확실하게 흘려보낼 수 있는지 성능을 시험해 통과해야 하므로 안심하고 변기를 사용해도 된다.

13 대변을 잘 나오게 하는 조건

많은 사람들이 대변이 잘 안 나와서 고민한다. 지금부터 소개하는 3가지 조건을 지키면 배변의 고충을 속 시원하게 해소할 수 있다.

올바른 자세를 알면 누구나 쾌변할 수 있다

대부분의 사람들이 양변기에서 볼일을 본다. 과연 양변기에서의 올바른 배변 자세는 무엇일까?

정답은 로댕의 유명한 조각상 '생각하는 사람' 자세다. 이 자세의 포인트는 상반신을 앞으로 구부린 상태에서 무릎 위에 팔꿈치를 괴고 발뒤꿈치를 살짝 드는 것이다. 이 자세를 취하면 직장 항문각(P.31 참조)과 동일한 각도가 돼 대변이 항문으로 쉽게 이동한다.

또 발뒤꿈치를 들면 배에 힘을 주기 쉬워지므로 제대로 배에 힘주기를 할 수 있다. 배에 힘을 줌으로써 복근과 횡격막의 힘을 이용해 대변을 밀어낼 수 있는 것이다.

● '로댕'만 기억할 것

이상적인 배변 자세는 로댕의 '생각하는 사람'

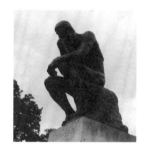

로댕의 생각하는 사람은 사색에 잠긴 인물을 묘사한 조각품인데, 이 자세야말로 올바른 배변 자세의 본보기라고 할 수 있다. 이 자세를 꼭 기억해두자.

바른 자세와 더불어 변의를 느끼는 상태에서 직장이 수축되고 내항문 괄약근이 이완돼 배변 준비가 갖춰지는 것도 중요하다(P.32 참조).

배변 때문에 고민한다면 일단 다음의 3가지 조건을 지키는 것부터 시작해보자.

● 기분 좋게 대변 보기

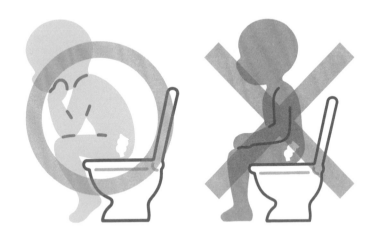

올바른 배변 자세

- **변의** : 직장에 대변이 쌓여 배변 준비가 되면 변의를 느끼게 된다. 변의가 없으면 대변을 보려고 해도 신체 구조상 대변을 보기 어렵다.
- **배에 힘주기** : 복근과 횡격막의 힘을 이용해 대변을 밀어내는 것을 말한다. 단, 너무 강하게 배에 힘을 주면 혈압이 급상승하므로 과도하게 힘을 주지 않도록 주의한다.
- **올바른 자세** : 몸을 앞으로 기울이고 팔꿈치를 무릎 위에 올린 상태에서 뒤꿈치를 살짝 드는 것이 배변 시 올바른 자세다. 이 3가지 포인트를 지키면 대변을 쉽게 볼 수 있다.
  ① 상체 앞으로 기울이기
  ② 팔꿈치 무릎 위에 올리기

③ 뒤꿈치 들기

이상적인 각도, 130도

올바른 자세를 취하면 직장 항문각이 열리며 대변
이 직장에서 항문으로 원활하게 이동할 수 있다.

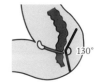

등을 펴면 안 좋은 이유

변기에서 등을 펴고 앉는 자세는 좋지 않다. 직장
항문각이 직각이 돼 대변이 이동하기 어려워지고,
배에 힘을 더 많이 줘야 하기 때문이다.

14 인공
항문

질병, 부상 등으로 직장이나 항문을 절제한 경우에는
그대로 대변을 볼 수 없다. 이런 문제를 해결해주는 것
이 바로 인공 항문이다.

장을 몸 밖으로 빼내
직접 대변을 배설한다

인공 항문은 수술에 의해 배에 새롭게 만들어진 대변
의 배설구를 말한다. 이를 소변을 배설하는 인공 방광
을 포함해 '스토마'라고 한다. 인공 항문을 만들면 직
장이나 항문이 절제돼 기능할 수 없게 된 환자도 대변

을 볼 수 있다.

● 인공적으로 만드는 항문(스토마)

항문을 사용할 수 없게 된 경우 수술로 배에 만드는 인공 배설구

인공 항문은 배에 구멍을 내고 복벽 밖으로 소장이나 대장의 일부를 빼내고 피부와 함께 봉합해 만든 대변의 배설구다. 보통은 2~3cm 정도 되는 붉은색 반구 형태의 장이 배에서 나와 있는 상태다. 특별한 기구를 가지고 다닐 필요 없이 대변을 보관하는 장루 주머니(스토마 파우치)를 장착하면 정상적으로 생활할 수 있다.

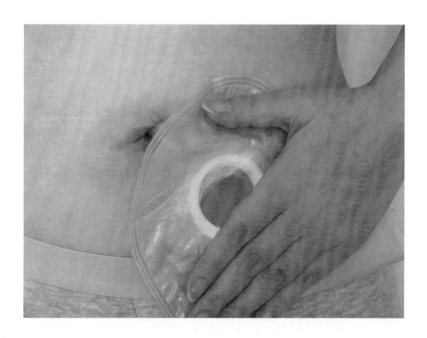

인공 항문은 수술을 통해 장을 배 밖으로 빼내는 것이다. 장은 점막으로 이뤄져 있고 항상 점액이 분비되기 때문에 건조하지 않다(P.52 참조). 또 장 점막은 통증을 느끼는 신경이 없어 만져도 아프지 않다.

다만, 인공 항문은 대변을 모았다가 변의를 느껴 방출하는 것이 아니라 대변이 항상 인공 항문에서 배출된다. 따라서 장루 주머니를 인공 항문 주위에 붙여 나오는 대변을 모아야 한다. 장루 주머니에 쌓인 대변은 화장실에 버려 처리한다.

인공 항문을 장착한 채로 욕조에도 들어갈 수 있어 큰 불편을 겪지 않고 일상생활을 할 수 있다.

● 항문을 절제해도 정상 생활 가능

대장암 등의 질병으로 직장이나 항문을 절제한다

대장암 등의 질병이나 하복부 상처 등의 원인으로 직장이나 항문을 절제해야 할 경우 배변을 하지 못하는 문제가 발생한다.

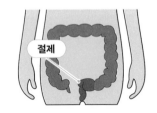

절제

피부에 구멍을 내고 장의 일부를 밖으로 빼내 인공 항문을 설치한다

직장이나 항문을 절제한 경우 배에 구멍을 뚫고 장을 빼내 항문 대신 대변을 배출할 수 있도록 인공 항문을 설치한다. 이 경우에는 배꼽 왼쪽 아래에 설치하는 것이 일반적이다.

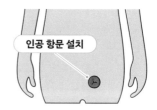

인공 항문 설치

배설물을 담아놓는 전용 주머니(파우치)를 장착한 상태로 생활한다

인공 항문은 대변을 모아두지 못하므로 의식하지 못하는 사이에 대변이 배출된다. 따라서 이것을 받을 주머니(장루 주머니)를 인공 항문 주위에 붙여 생활한다.

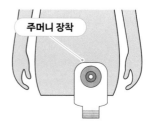

주머니 장착

아오키 마리코 현상

1985년 2월 〈책의 잡지〉 40호(일본 '책의 잡지사') 독자 투고란에 '이유는 모르겠으나 서점에 갈 때마다 변의를 느낀다'라는 내용이 실렸고, 비슷한 고민을 하는 많은 독자들에게 큰 반향을 일으키며 그다음 호의 특집 기사로 편성됐다. 이를 최초로 투고한 여성의 이름을 따 '아오키 마리코 현상'이라고 한다.

왜 이런 현상이 일어나는지에 대해서는 '종이와 잉크 냄새가 변의를 유발해서, 화장실에서 책을 읽는 습관 때문에, 서가에 가득한 책에 압도된 긴장감이 변의를 일으켜서, 서점에 화장실이 없거나 부족하다는 불안감이 변의를 자극해서, 책을 고를 때 쪼그려 앉아서 등 여러 가지 가설이 있지만 아직 과학적으로 증명된 것은 없다. 참고로 이에 대해 알게 된 사람에게도 아오키 마리코 현상이 발생한다고 하니 이 책을 읽은 이후로 서점에 갈 때마다 변의를 느끼게 될 수도 있다.

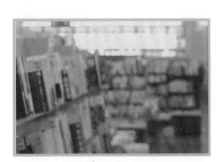

도대체 서점의 무엇이 변의에 영향을 미치는 걸까?

PART 2

말할 수 없는 비밀
항문 트러블

01 항문
가려움증

항문이 가려워 견딜 수 없지만 부끄러워 다른 사람에게 물어보지 못하고 혼자 고민하는 사람들이 있을 것이다.

배변 활동 이상, 과잉 위생이
항문 가려움증을 유발한다

항문에 가려움을 느끼는 이유는 대부분 항문 소양증 때문이다. '소양(搔癢)'은 가려운 곳을 긁는다는 뜻이다. 항문 소양증은 항문 주위에 원발진이 없는데 가려운 느낌이 드는 것을 말하며, 항문 소양증이 생긴 부위를 긁음으로써 이차적인 속발진이 발생할 수도 있다.

단, 명백하게 원래의 질환이 존재하는 경우, 즉 원발진이 있는 경우에는 소양증에 해당하지 않는다. 참고로, 원발진은 몸의 내부에서 터져 나오는 습진을 말하며, 속발진은 스스로 긁거나 문지르거나 씻어서 생긴 습진을 말한다. 따라서 항문 소양증은 피부 질환이 아니다.

● **항문이 가려운 이유**

항문 소양증

항문 가려움증의 원인은 대부분 항문 소양증인데, 특정 질환으로 인해 가려운 경우도 있다. 가려움증이 낫지 않으면 대장 항문 외과에서 진료를 받아야 한다.

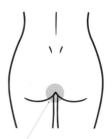

항문 소양증은 항문과 그 주변에
몸의 내부에서 뿜어져 나와 생긴 습진 없이
지속적 혹은 간헐적으로 심하게 가려운 증상을 말한다.

- **피부 진균증** : 칸디다, 백선 등
- **접촉성 피부염** : 생리 용품, 외용제, 소독제 등
- **피부 질환** : 아토피성 피부염, 건선, 피지 결핍성 습진, 첨규 콘딜롬, 파제트병, 보웬병, 개선(옴), 백점병(경화 위축성 태선) 등
- **요충증**
- **치질** : 탈항, 치루, 치열

항문 소양증은 크게 2가지 이유로 생길 수 있다. 첫 번째는 변비로 인해 대변이 딱딱해져 상처가 나거나, 설사로 인해 담즙산이 들러붙는 등 배변 활동 이상 때문이다. 두 번째는 항문의 과잉 위생 때문인데, 엉덩이 부위를 너무 빡빡 문지르거나 비데, 케어 용품으로 지나치게 씻으면 상처가 생기거나 피부 보호막이 제거될 수 있다.

항문이 간질간질해서 무의식적으로 긁게 되면 습진이 생겨 '가려움을 유발하는 물질(히스타민)'이 나온다. 다시 말해, 긁어서 습진이 늘어나고 더욱 긁게 되는 악순환에 빠진다.

● 항문 소양증의 증상

색소 탈실(탈색 소반)

초기에는 항문이 빨갛다가 만성화되면서 하얗게 된다.

색소 침착

항문 주변의 색소가 침착돼 피부가 검게 변한다. 이른바 '기미'다.

피부 균열

항문 피부가 주름을 따라 균열이 가며 살갗이 튼 것처럼 된다.

긁힌 자국

항문 주변의 피부를 긁어서 찢어진 것으로, 간단히 말해 '긁힌 상처'다.

태선화

습진이 만성화됨에 따라 피부가 코끼리처럼 딱딱하고 뻣뻣해진다.

부종

염증을 일으킨 피부의 주름이 부어 부풀어 오른 것이다.

02

휴지에 피가 묻어나는 경우

대변을 보고 나서 엉덩이를 닦은 휴지에 피가 묻어나거나 대변에 피가 섞여 있는 것은 대장 또는 항문에 질환이 있다는 신호다.

항문 출혈이나 혈변은 중대한 질병일 가능성이 있다

항문에서 나오는 출혈은 대장이나 항문에 질병이 있다는 신호로 봐도 무방하다. 피의 색과 양, 부수되는 증상 등을 통해 어떤 질병이 숨어 있는지 추측할 수 있다.

● 항문 출혈은 질병의 신호

변을 보는데 출혈이 있으면 질병의 가
능성이 있다. 암 같은 중대한 질병이 원
인일 수도 있으니 가볍게 생각하지 말
고 반드시 전문 병원에서 진료를 받아
야 한다.

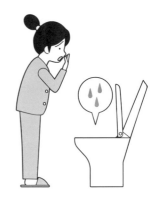

붉은 피는 항문 부근의 출혈로 추측할 수 있다. 양이 많고 샘솟듯이
나오는 경우에는 내치핵(자세한 내용은 P.83), 닦았을 때 통증이 있고 휴
지에 살짝 묻는 정도라면 치열(자세한 내용은 P.86)을 의심해볼 수 있다.
피가 검붉은 경우에도 이들 질환일 가능성이 있으며, 피의 양이 많을
경우에는 대장 게실(대장의 약해진 장벽이 늘어나 바깥쪽으로 꽈리처럼 돌출한
주머니가 생긴 것 - 옮긴이)로 인한 출혈일 수 있다.

항문 주위의 피가 섞인 물집에서 거무스름한 피가 나는 경우에는
혈전성 외치핵(자세한 내용은 P.83), 켈로이드 형태에서 피고름이 나오는
경우에는 치루(자세한 내용은 P.90)를 추측할 수 있다.

대변의 표면에 붉은 피가 섞여 있다면 대장 용종, 대장암(자세한 내
용은 P.114)일 가능성이 있다. 소량의 피와 함께 투명한 점액이 나오는 경
우에는 직장 탈출증(자세한 내용은 P.106)일 수 있는데, 직장의 점막이 항
문 밖으로 빠져나와 들어가지 않는 상태를 말한다.

혈액과 점액이 섞여 설사를 동반할 경우에는 궤양성 대장염일 가능성이 있고, 설사에 강한 복통이 동반되고 혈변이 나온다면 허혈성 장염일 수 있다. 콜타르 형태의 거무스름하고 냄새가 나는 대변이 많이 나오면 위궤양, 십이지장궤양 등 소화관 상부의 질환을 의심해야 한다.

다만, 이런 증상들은 어디까지나 기준에 불과한 것이다. 항문에서 나오는 출혈을 질병의 가능성이 있다는 신호로 받아들이되 섣부르게 판단하지 말고 전문 병원에서 제대로 진찰을 받아야 한다.

● 출혈 상태에 따라 예상할 수 있는 질병

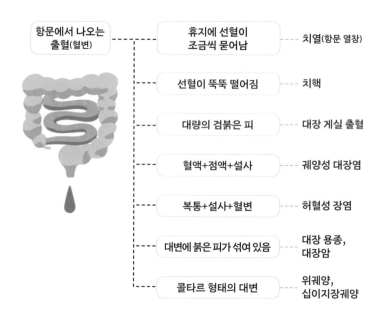

항문에서 나오는 출혈(혈변)		
	휴지에 선혈이 조금씩 묻어남	치열(항문 열창)
	선혈이 뚝뚝 떨어짐	치핵
	대량의 검붉은 피	대장 게실 출혈
	혈액+점액+설사	궤양성 대장염
	복통+설사+혈변	허혈성 장염
	대변에 붉은 피가 섞여 있음	대장 용종, 대장암
	콜타르 형태의 대변	위궤양, 십이지장궤양

출혈 상태(색, 양, 시간, 대변 색깔)와 그에 따른 증상으로
어떤 질병이 숨어 있는지 예상할 수 있다.

03

성인 3명 중
1명이 치질

치질은 성인 3명 중 1명이 경험할 정도로 환자 수가 많다. 그만큼 누구나 걸릴 수 있는 질병인 것이다. 치질에는 증상이 다른 3종류가 있으며 이들은 항문의 3대 질환으로 불린다.

많은 사람들이
치질을 앓고 있다

치질은 항문과 그 주위에 발병하는 질환의 총칭으로 치핵, 치열, 치루 3종류가 있는데, 이를 항문의 3대 질환이라고 한다. 치핵은 항문에 사마귀 모양의 종기가 생기는 것이다(자세한 내용은 P.82). 항문 안쪽에 생기는 것이 내치핵, 바깥쪽에 생기는 것이 외치핵이다. 치열은 엉덩이 피부가 찢어지는 것이며 항문 열창이라고도 한다(자세한 내용은 P.86). 치루는 직장 내 움푹 들어간 곳에 세균이 감염돼 엉덩이 피부 쪽에 고름 터널이 생기는 것이며 항문 샛길이라고도 한다(자세한 내용은 P.90).

치질 환자 수는 남녀가 비슷할 것으로 추측되지만, 걸리기 쉬운 치질의 종류는 성별에 따라 차이가 있다. 남녀 모두 가장 많은 것이 치핵이고 두 번째로 많은 것은 여성이 치열, 남성이 치루다(P.81 그래프 참조).

● 치질로 고통 받는 사람들

2~3명 중 1명은 치질을 앓고 있다

성인 3명 중 1명이 일생에 한 번 이상 치질을 경험한다고 하며, 부끄러워 병원 진료를 받지 않는 사람도 있으므로 실제 환자 수는 더 많을 것으로 짐작된다.

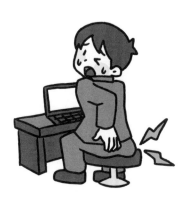

● 3대 항문 질환

치루(항문 샛길)

직장에서 항문 주위의 피부로 연결된 터널이 생긴 상태다. 항문 주위에 쌓인 고름이 비정상적인 샛길을 만들어 터널을 형성한 것이다(자세한 내용은 P.90).

치핵

항문에 사마귀 모양의 종기가 생긴 것이다. 항문 안쪽에 생기는 내치핵과 바깥쪽에 생기는 외치핵이 있다(자세한 내용은 P.82).

치열(항문 열창)

항문 출구 부근의 피부가 찢어진 것이다. 이 부분은 통증을 느끼는 신경이 있기 때문에 치열은 심한 통증을 동반한다(자세한 내용은 P.86).

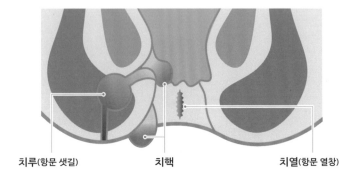

치루(항문 샛길)　　　　　　치핵　　　　　　치열(항문 열창)

● 성별에 따라 걸리기 쉬운 치질의 종류

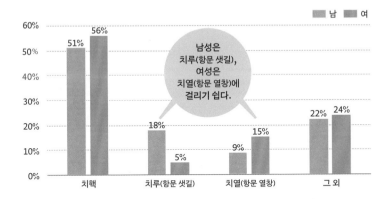

(출처 : 성별 3대 항문부 질환의 외래 신규 환자 수; 1960~2004년 사회 보험 중앙 종합 병원(현 도쿄 야마노테 메디컬 센터), 대장 항문 질환 센터 사례, 데라모토 류세이 편; 항문부 질환 진료 최전선; 2007)

04

치질의 절반은 치핵

배변할 때 선명한 붉은 피가 나오고 배변 후에 출혈이 멈춘다면 치핵이 의심된다. 치핵은 서서히 진행돼 중증화하므로 빨리 치료하는 것이 중요하다.

치핵은 가장 일반적인 항문 질환이다

치핵에는 2종류가 있다. 항문과 직장의 경계선인 치상선을 중심으로 치상선 위쪽(항문 안쪽) 점막에 생긴 것을 내치핵, 치상선 아래쪽(항문 바깥쪽) 피부에 생긴 것을 외치핵이라고 한다.

배에 힘을 주는 배변 습관이 있으면 울혈이 반복되며 혈관이 부풀어 오르는 정맥류형 치핵과 점막이 처져서 생기는 점막탈형 치핵이 생길 수 있다.

● 치핵의 종류

내치핵

치상선보다 위(직장)쪽 정맥총에 울혈이 생겨 부은 상태다. 통증은 없지만 중증도에 따라 4단계로 분류된다.

외치핵

치상선보다 아래(항문)쪽 정맥총에 울혈이 생겨 부은 상태로 심한 통증이 느껴진다. 내치핵과 혼합돼 나타나기도 한다.

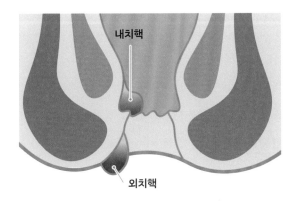

치질 중 환자 수가 가장 많은 것이 바로 치핵이다. 배변할 때 배에 너무 힘을 주거나, 근력 운동을 할 때 복압이 상승하거나, 장시간 앉아 일하는 업무 환경으로 인해 항문의 혈류가 정체되거나, 술을 과음하거나, 매운것을 많이 먹는 식습관이 원인이 돼 발생한다.

주요 증상은 부기와 통증, 배변 시 출혈이다. 배에 심하게 힘을 주면 내치핵이 항문 밖으로 탈출해버릴 수도 있는데, 이것이 이른바 탈항이다. 다만, 직장의 점막에는 통증을 느끼는 신경이 없기 때문에 내치핵이 생겼다고 해서 통증을 느끼지는 않는다.

내치핵은 서서히 악화되는 만성 증상이지만, 탈출한 내치핵에 혈전이 생기는 감돈 치핵이나 혈전성 외치핵은 급성 치핵으로 심한 통증을 동반한다.

● 내치핵 중증도 분류

내치핵은 증상의 진행도에 따라 4단계로 나뉜다. 1도 치핵은 항문 속에 들어 있어 가벼운 출혈이 있는 상태다. 2도가 되면 치핵이 배변할 때 탈출하지만 자연스럽게 원래 위치로 돌아간다. 3도가 되면 치핵을 밀어 넣어야 들어가며, 4도는 치핵이 계속 탈출해 있는 상태다. 이 탈출한 치핵에 혈전이 생긴 것을 감돈 치핵이라고 한다.

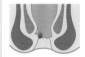

1도

주요 증상은 출혈이며 치핵이 항문 밖으로 탈출하지 않는다.

2도

배변할 때 치핵이 탈출하지만 배변 후 자연스럽게 돌아간다.

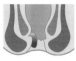

3도

탈출한 치핵을 손으로 밀어 넣어야 들어간다.

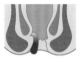

4도

배변과 무관하게 치핵이 항상 탈출해 있다.

심한 통증을 일으키는 급성 치핵

· **혈전성 외치핵** : 항문 주위에 혈전이 쌓이며 부어올라 사마귀처럼 응어리가 생긴 것이다.

· **감돈 치핵** : 탈출한 치핵이 제자리로 돌아가지 않고 혈전이 생긴 것이다.

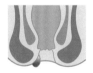

혈전성 외치핵

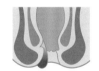

감돈 치핵

05 항문 피부가 찢어진 치열

치열은 변비로 인해 딱딱해진 대변이 원인이 돼 항문이 찢어진 것이다. 쉽게 말해 항문에 생긴 상처로, 치질 중에서는 비교적 치료하기 쉬운 편이나 만성이 되면 증상이 악화될 수도 있다.

가벼운 통증과 출혈이 있으면 치열일 가능성이 크다

치열은 항문 상피라는 항문 출구 부근의 피부가 찢어지거나 궤양이 생긴 상태를 말한다.

● 항문의 상처, 치열

항문 출구 주위
의 피부(치상선
아래에 있는 항문
상피)가 찢어진
상태를 말한다.

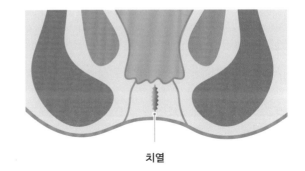

치열

20~40대 여성에게서 두드러진다

치열은 특히 20~40대 여성에게 많이 나타
나며 전체적으로 남성에 비해 1.5배 많은
것이 특징이다. 여성은 만성 변비에 걸리
기 쉽고, 따라서 치열에 걸리기도 쉽다.

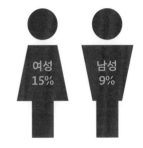

치열에는 딱딱한 대변이 항문을 지날 때 피부에 상처를 내 발생하
는 급성 치열과 궤양 상태의 깊은 상처가 생기는 만성 치열, 2종류가
있다. 만성 치열이 악화되면 직장 쪽에 항문 용종이 생기고, 항문 쪽에
피부가 부어오르는 피부 꼬리가 생긴다.

● 만성 치열을 방치하면…

급성 치열

단단한 대변이 항문 상피에 상처를 냄으로써 생긴 단순한 상처다. 대부분의 경우 상처가 얕으며 약으로 낫는다.

만성 치열

치열이 만성이 되면 궤양 형태의 깊은 상처가 생긴다. 주위 피부에 항문 용종이나 피부 꼬리가 생길 수도 있다.

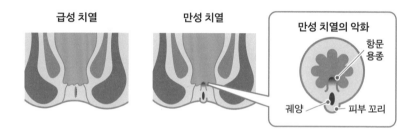

항문 협착

치열이 치료되며 주위의 피부를 잡아당기는 일이 반복되면 피부가 당겨져 항문이 좁아진다.

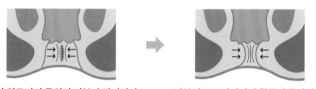

치열이 치료되며 주위의 피부가 당겨진다.   반복적으로 당겨지면 항문이 좁아진다.

그 외에 치핵이 반복적으로 탈출할 때 항문 상피가 당겨져 생기는 탈출성 치열, 크론병 등의 질병으로 인해 치열이 생기는 증후성 치열이 있다. 이들 질환의 원인으로 딱딱한 대변 외에 치상선에 있는 작고 움푹 들어간 항문 음와에 발생한 세균 감염, 항문관과 항문 상피의 혈류 부족 등이 있으며, 이들이 복합적으로 작용해 유발되는 것으로 추정된다.

주요 증상은 가벼운 통증과 출혈, 항문의 불편함이다. 항문 상피는 통증을 느낄 수 있기 때문에 딱딱한 대변으로 인해 상처가 나면 통증이 발생한다. 보통 휴지에 소량의 선혈이 묻어나는 정도의 출혈이 발생하지만, 상처가 깊으면 변기가 새빨갛게 물들 정도로 출혈이 일어날 수도 있다.

06 엉덩이에 생긴 통로
치루

항문 주변에 고름이 생기는 항문 주위 농양이 진행되면 고름이 빠져나오기 위해 엉덩이에 구멍이 뚫린다. 이 통로를 치루라고 한다.

치루는 엉덩이 통증과 고열을 동반한다

치루는 직장과 항문 주위의 피부를 연결하는 통로가 생겨버린 상태다.

● 엉덩이에 생기는 고름 배출 구멍

치루

항문 주위 농양
이 만성이 돼 직
장과 항문 주위
의 피부를 연결
하는 터널이 생
긴 것이다.

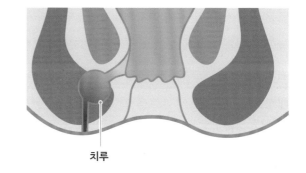

치루

남성이 여성보다 치루에 걸릴 확률이 약 4배

치질에 걸린 사람 중 치루가 차지하는 비
율은 남성이 약 18%, 여성이 약 5%로 남
성이 더 치루에 걸리기 쉽다. 남녀 모두
30~40대에 가장 많이 발병한다.

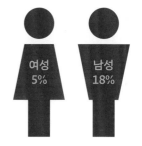

여성
5%

남성
18%

치루가 발생하는 과정은 다음과 같다. 일단 치상선에 있는 작고 움
푹 들어간 항문 음와라는 주머니에 대장균 등의 세균이 들어간다. 이 세
균이 점액을 만들어내는 항문선을 감염시켜 고름이 생기면 항문 주위 농
양이 된다. 항문 주위 농양의 증상이 진행되면 고름을 배출하기 위해 항
문 주위의 피부에 통로가 생긴다. 이렇게 통로나 응어리로 남은 것을 치
루라고 한다. 치루의 원인이 되는 구멍을 원발구, 감염을 지속시키는 근

원이 되는 부위를 원발소, 피부에 있는 고름의 출구를 이차구라고 한다.

항문 주위 농양이 생기는 주요 원인은 설사이지만, 그 외 치열이나 다른 질병이 원인이 돼 생기기도 한다. 항문 주위 농양의 주요 증상은 항문 주위가 빨갛게 붓고 아프며 38~39도의 고열이 발생하고 항문 주위의 피부에서 고름이 나오는 것이다. 이런 증상이 나타날 경우 즉시 대장 항문 외과에서 진료를 받아야 한다. 자연적으로 치유되는 일은 거의 없으므로 수술을 통한 치료가 필요하다.

● 치루가 생기는 과정

① 항문선에 대장균 등의 세균이 들어간다

설사 등에 의해 항문 음와에 있는 항문선에 대장균 같은 세균이 침입한다.

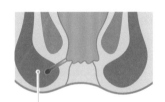

항문 음와의 항문선에 세균 침입

② 세균에 감염돼 고름이 생기며 항문 주위 농양이 된다

체력 저하나 상처 등이 원인이며, 감염된 항문선에 고름이 생겨 항문 주위 농양이 된다.

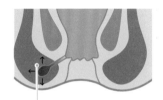

항문 주위 농양 발증

③ 엉덩이 피부에 고름을 배출하는 통로가 생긴다

고름을 배출하는 통로가 생기면 항문
주위 농양은 가라앉지만 통로는 치루
로 남는다.

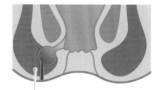

고름 배출 통로 형성

①의 원인을 제거하지 않으면
재발을 반복할 가능성이 높다.

07 아이가 엉덩이 통증을 호소한다면?

자신의 증상을 제대로 전달하지 못하는 어린아이가 엉덩이의 통증을 호소하는 원인의 대부분은 변비다. 증상을 잘 들어보고 적절히 대응하자.

어린이 10명 중 1명은 변비다

아이가 배변을 싫어하거나, 배변할 때 아파하거나, 엉덩이의 통증을 호소하면 우선 변비를 의심해야 한다.

● 대부분은 변비

보통 변비이지만 치질일 수도 있다

엉덩이가 아프다는 어린아이의 호소는 치질일 가능성도 있지만 대부분 변비다. 아이의 대변 양과 횟수 등을 확인해 변비로 판단되면 생활 습관이나 식생활 개선이 필요하다.

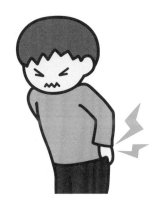

어린이 10명 중 1명에게 변비가 있다고 하며, 특히 변비에 걸리기 쉬운 시기는 유아기~학령기다.

첫 번째는 유아기인데, 시리얼이나 고형식 식사로 전환할 때 변비에 걸리기 쉽다. 두 번째는 유아기에 화장실 훈련을 시작할 때 이 훈련이 힘들어 대변을 참는 것이 원인이 된다. 또 이 시기에 자아가 싹트고 편식이 생기는 것도 변비의 원인 중 하나다. 세 번째는 학령기로, 유치원 및 초등학교 입학 전후의 시기다. 유치원과 초등학교 입학에 따른 환경 변화로 긴장해 장운동이 나빠지거나, 화장실에 갈 수 있는 시간이 쉬는 시간으로 한정되거나, 초등학생의 경우에는 학교 화장실에서 대변을 누는 것이 부끄러워 참거나 하는 원인으로 변비에 걸리기 쉽다.

이 시기 아이들은 변비로 인해 대변이 딱딱해져 치열이 생길 수도 있다. 단순한 변비라며 가볍게 생각하지 말고, 아이의 배변 상황을 확

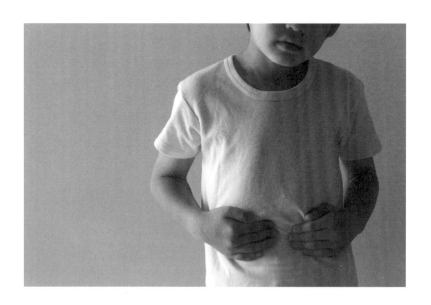

인하고 변비가 의심되면 소아 청소년과에서 진료를 받아야 한다.

● 어린이의 변비가 일으키는 악순환

어린아이의 변비가 만성이 되면 심각한 사태가 벌어질 수 있다

변비로 장에 대변이 쌓이면 대변이 딱딱해져 배변 시 통증이 발생한다. 아프다고 생각되면 대변을 참게 되고 대변이 계속 쌓이면 직장이 확장 돼 변의를 잘 느끼지 못하므로 변비가 더욱 악화된다. 이처럼 변비는 치료하지 않으면 악순환을 반복해 점점 나빠질 가능성이 크다.

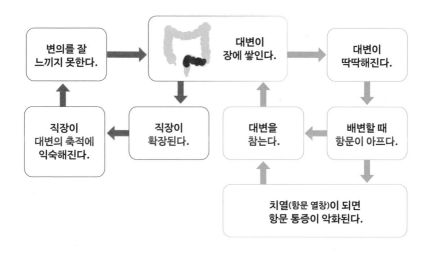

1분 상식

유아 치루

유아 치루는 말 그대로 유아에게 발생하는 치루로서 환자의 약 90%가 남자아이다. 증상은 성인 치루와 동일한데, 항문 주변이 빨갛게 붓고 통증이 있으며 고열이 난다. 치료를 위해서는 절개를 해야 하지만, 유아 치루는 대부분 단순 치루이므로 간단한 수술로 낫는 경우가 많으며 대부분 2세 무렵에 자연 치유된다.

08 대변이 새어 나오는 변실금

변실금은 변의가 없는데도 어느새 항문에 대변이 새어 나오거나, 갑자기 변의를 느껴 참을 수 없는 증상을 동반한다.

근육이나 신경에 문제가 생겨 배변을 통제하지 못하면?

대변을 참으려고 해도 대변이 항문으로 새어 나오는 상태를 변실금이라고 한다. 일본에는 약 500만 명의 환자가 있을 정도로 결코 희소한 질병이 아니다.

변실금은 변의를 전혀 느끼지 않는데도 자신의

의지와 상관없이 대변이 새어 나오는 누출성 변실금과 갑자기 강한 변의가 발생해 화장실까지 참지 못하고 도중에 새어 나오는 절박성 변실금, 2종류가 있다.

● 변실금의 유형

500만 명의 변실금 환자

일본의 변실금 환자는 500만 명으로 추산되며, 대변이 새는 누출성 변실금 환자가 약 49%, 대변을 참을 수 없는 절박성 변실금 환자가 약 16%, 두 증상이 모두 나타나는 환자가 약 35%다.

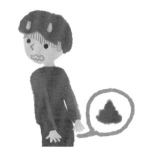

누출성 변실금

· 변의를 느끼지 못한다.

· 자신도 모르는 사이에 변이 새어 나온다.

· 질병이 원인이다.

· 변실금 환자의 약 49%를 차지한다.

절박성 변실금

· 변의를 느낄 수 있다.

· 배변을 참지 못해 변이 새어 나온다.

· 항문을 조이는 근력의 저하가 원인이다.

· 변실금 환자의 약 16%를 차지한다.

변실금은 노화로 인한 항문 괄약근의 쇠퇴, 항문 주변의 상처나 수술, 출산으로 인한 항문 괄약근과 신경의 손상, 당뇨병이나 척추 질환 등으로 인한 항문 괄약근의 통제 불능 등으로 항문을 제대로 조이지 못하게 됨으로써 발생한다. 또 직장이 항문 밖으로 튀어나오는 직장 탈출증(자세한 내용은 P.106)이나, 직장 내의 종양, 과민 대장 증후군 등의 질병이 원인이 되기도 한다.

치료 방법은 원인에 따라 다른데, 약이나 물리 치료로 개선될 수도 있고 수술이 필요할 수도 있다. 질병이 원인인 경우에는 우선 병부터 고쳐야 한다.

● 변실금의 원인과 치료

원인

· **내항문 괄약근의 기능 저하** : 나이가 들수록 항문 주위의 괄약근이 쇠약해져 항문의 조이는 기능이 느슨해진다.

· **항문 주위의 근육과 신경 손상** : 수술, 상처 등으로 항문 주위의 근육과 신경이 손상돼 항문의 조임이 느슨해진다.

- **직장이나 항문의 질병** : 직장이 항문 밖으로 튀어나오는 직장 탈출증 혹은 직장 내 종양 등이 원인이 될 수 있다.
- **당뇨병, 과민 대장 증후군 등의 질병** : 당뇨병 등에 의해 항문의 근육이 이완돼 변실금을 일으킬 수 있다.

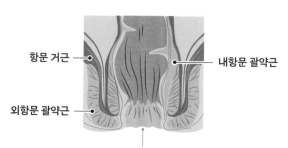

항문 거근

내항문 괄약근

외항문 괄약근

여러 원인으로 항문의 조임이 느슨해지며 대변이 새어 나온다.

치료

- **골반 저근군 훈련** : 항문 괄약근이나 항문 거근 등 골반을 지탱하는 골반 저근군을 단련해 항문을 조이는 힘을 강화함으로써 증상을 개선한다.
- **천골 신경 자극** : 비교적 새로운 치료 방법으로 천골 신경을 자극하는 심장 박동기 같은 소형 자극 장치를 사용해 대변 누출을 줄일 수 있다.

09 출산 이후라면
고민보다 상담

출산을 마친 여성의 몸은 여러모로 손상돼 있다. 특히 하체에 대한 손상이 커 산후 변비나 변실금으로 고생하는 사람들이 많다.

출산으로 인한 신체 손상은
상상 이상으로 크다

임신과 출산을 경험한 여성의 몸에는 여러 가지 문제가 발생하기 마련이다. 특히 아기가 나오는 자궁문과 질 주변은 신경과 근육의 부담이 크고, 그로 인해 하체에 문제가 생기기 쉽다.

먼저 배변 조절 역할을 하는 항문 괄약근과 항문 거근 등으로 구성된 골반 저근군이 쇠약해진다. 임신 중에는 골반 저근군이 자궁을 계속 지지하기 때문에 늘어나 있다가 출산 후 잘 회복하지 못하는 경우가 있다. 이런 경우 배변할 때 대변을 밀어내는 힘이 약해져 변비가 되거나 항문을 조이는 힘이 약해져 변실금이 되기도 한다.

● 누구나 경험하는 출산 후의 문제

출산 시 태아의 몸이 골반 내 장기나 근육 등의 기관을 밀어내며 통과하기 때문에 골반 내 기관에 골절이나 타박상 같은 손상을 입게 된다.

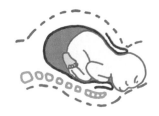

출산할 때 골반 주위의
근육과 신경이 손상된다.

또 출산할 때 질과 항문 사이에 있는 회음을 절개한 경우, 그 상처가 벌어질 것을 우려해 배변할 때 배에 힘을 주지 못하거나 변의를 참다가 변비가 생기기도 한다.

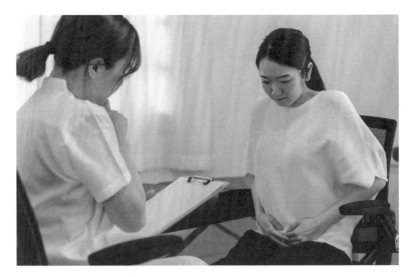

·　　출산 후 변비나 변실금 증상이 나타나면 혼자 고민하지 말고
　　　산부인과 전문의와 상담하기를 권한다.

출산 후 생활의 변화도 변비의 원인이 된다. 육아로 인해 스트레스를 받으면 장 기능이 약해져 변비가 되기 쉽다.

● 출산 후 변비와 변실금의 원인

출산 후 변비의 원인

· 골반 저근 쇠약, 회음 절개 부위 통증, 수분 부족, 자율 신경 혼란, 직장류

· **출산 후 6~8주간은 장운동이 저하되기 쉽다** : 산욕기, 즉 출산 후 약 6~8주 동안은 골반 저근군의 쇠약, 호르몬 균형의 변화, 항문 주변

감각의 둔화, 육아 스트레스 등으로 장운동이 저하돼 변비에 걸리기 쉽다.

출산 후 변실금의 원인

· 항문 괄약근 쇠약 및 손상, 항문 거근 쇠약 및 손상, 항문 괄약근과 항문 거근을 지배하는 신경의 기능 저하 및 손상

· **보통 한 달 정도면 회복되나 길어지면 병원에 가는 게 좋다** : 출산 직후에는 항문 주위의 감각이 무뎌져 변의를 잘 느끼지 못하거나 항문을 조이는 감각이 둔해질 수 있다. 보통 출산 후 1개월 전후로 회복되는데 그렇지 않을 경우에는 의사와 상담해야 한다.

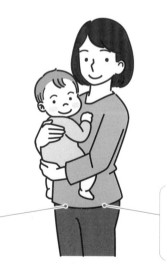

· 대변을 참는다.
· 주 3회 이하로 배변한다.

· 대변을 보고 싶을 때 절박감이 강하다.
· 설사를 하면 변이 샌다.

10 몸 밖으로 탈출한 장

항문에 이상한 느낌이 들어 만져보니 뭔가가 항문에서 빠져나와 있다면, 직장이 항문을 통해 밖으로 나와 있는 직장 탈출증일 가능성이 있다.

직장이 항문 밖으로 나왔다?

직장의 일부나 점막이 항문 밖으로 빠져나온 직장 탈출증은 고령자, 특히 여성에게 많이 나타나는 질병으로 고령화 사회가 진행됨에 따라 증가하는 경향이 있다. 직장 탈출증은 직장의 일부가 직장 안으로 말려 들어가 겹쳐지고(창자 겹침증), 말려 들어간 부분이 항문을 통해 탈출함으로써 일어난다.

● 직장 탈출증이란?

60~70대 여성들에게 흔히 나타난다

직장 탈출증은 고령의 여성에게서 많이 나타난다. 임신과 출산으로 인해 골반 저근군과 지지 조직들이 약해지고 늘어난 상태가 돼 있는 데다 노화로 인해 쇠약해지며 직장 탈출증이 나타나는 것이다.

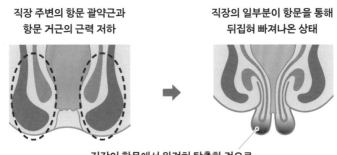

직장 주변의 항문 괄약근과 항문 거근의 근력 저하

직장의 일부분이 항문을 통해 뒤집혀 빠져나온 상태

직장이 항문에서 완전히 탈출한 것으로 변실금, 배변 장애, 출혈 등이 동반될 수 있다.

직장 탈출증의 증상은 3단계를 보인다. 초기에는 직장이 겹치기는 하지만 항문 밖으로는 나오지 않은 불현성 직장 탈출증이 나타난다. 그러다 이러한 증상이 악화되면 점막만 빠져나오는 불완전 직장 탈출증이 되고, 더욱 악화되면 직장이 항문에서 완전히 빠져나오는 완전 직장 탈출증으로 중증화돼간다. 일반적으로 직장 탈출증이라고 하면 완전 직장 탈출증을 의미한다.

직장 탈출증의 원인에는 여러 가지 설이 있으나 명확하게 알려져 있는 것은 없다. 다만, 골반 저근군의 이완이나 항문 괄약근의 기능 저하 때문이라는 설이 유력하다.

대변이 잘게 부서져 나오거나, 자신도 모르는 사이에 속옷이 더러워져 있거나, 하복부에 왠지 모를 불편감이 느껴진다면 직장 탈출증일 가능성이 있다. 더불어 변실금이나 배변 장애도 발생할 수 있다. 이와 같은 증상이 발현돼 걱정이라면 부끄러워하지 말고 즉시 전문의에게 진료를 받아야 한다.

● 직장 탈출증의 3단계

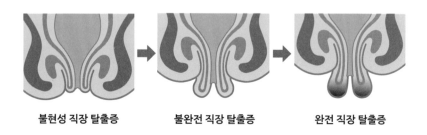

불현성 직장 탈출증 → 불완전 직장 탈출증 → 완전 직장 탈출증

불현성 직장 탈출증
직장이 겹쳐져 있으나 항문으로는 빠져나오지 않은 상태

불완전 직장 탈출증

점막만 항문 밖으로 탈출한 상태

완전 직장 탈출증

직장이 항문을 통해 탈출한 상태

● 직장 탈출증의 원인

직장 탈출증의 원인으로는 직장을 지탱하고 있는 골반 저근군과 지지 조직이 느슨해지거나, 항문 괄약근이 쇠약해지거나, 직장이 천골에 제대로 고정되지 않아서라는 설이 유력하지만 명확하지는 않다. 다만, 배변 시 강하게 배에 힘을 주는 것이 원인이라는 점은 알려져 있다. 그 밖에 노화, 임신과 출산도 주요 원인이 될 수 있다.

● 골반 장기 탈출증

골반 내의 장기를 지지하는 근육과 조직의 약화로 질에서 직장이나 방광, 자궁 등이 탈출해버린 것이 골반 장기 탈출증이다. 질에서 뭔가 튀어나와 있다고 느껴지면 부인과나 비뇨기과에서 진료를 받도록 하자.

11 항문에 생기는 암

일생 동안 2명 중 1명은 걸린다는 암. 사망률이 높고 널리 알려진 폐암, 대장암, 위암 외에 항문암이라는 희귀 암도 있다.

항문암은 1년에 1,000명만 발견되는 희소 암이다

항문암은 직장 말단부에 해당하는 항문관과 항문 주위의 피부에 생기는 암의 총칭이다. 2016년 기준, 이 병에 걸린 환자 수는 1,098명으로 전체 암의 0.1%에 불과한 아주 희귀한 암이다.

항문암의 주요 증상은 배변 시 불편함, 통증, 출혈, 항문 팽창, 항문 주위 가려움증, 혈변 등이 있다. 단, 환자의 20%는 이런 증상들이 전혀 나타나지 않기도 한다.

● 항문암

종류

· 치루암
· 항문관암
· 항문에 생기는 피부암

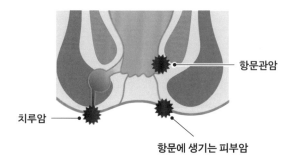

발생률

· 전체 악성 종양의 0.1%
· 대장암의 약 2%

증상

- 배변 시 불편감
- 배변 시 통증과 출혈
- 항문 팽창
- 항문 주위 가려움증
- 혈변

특징

항문암은 항문에 생기는 암으로, 전체 암의 0.1%, 즉 1,000명 중 1명에게 발병하는 희소 암이다. 항문암에는 항문의 피부 부분에 생기는 항문암과 점막 부분에 생기는 항문관암, 치루가 악성화돼 생기는 치루암이 있다.

항문암의 원인은 밝혀지지 않았지만 위험 인자는 흡연, 항문 성교 경험, 면역력 저하, 평생 성교 대상자 수가 많은 것 등이다. 특히 눈에 띄는 것이 HPV(인유두종 바이러스) 감염으로, 항문암 환자의 80~90%가 이 바이러스에 감염됐다는 것이 데이터로 확인됐다.

HPV는 성교 경험이 있는 여성의 60% 이상이 평생에 한 번은 감염된다고 알려진 바이러스로, 자궁 경부암의 요인으로도 알려져 있다. 한편, 치루(P.90 참조)를 장기간 방치하면 악성화돼 치루암으로 발전할 수 있다.

● 항문에 생기는 여러 가지 암

- **크론병** : 대장, 소장의 점막에 만성 염증이나 궤양이 생기는 원인 불명의 질환이다. 합병증으로 항문암이 발생할 수 있다.

- **첨규 콘딜롬** : HPV에 감염됐을 때 성기 주위에 생기는 종양이다. 원래는 양성 종양이지만 악성화돼 암으로 진행될 수 있다.

- **항문부 보웬병** : 피부의 표피 세포인 케라티노사이트라는 세포가 암이 되는 질환으로, 항문에 병변이 나타나는 희소한 암이다.

- **파제트병** : 유방, 겨드랑이, 회음부, 항문 주위 등에 발생하는 상피 내 암종의 일종으로, 더 진행되면 파제트암이 된다.

- **유극 세포암** : 표피에 있는 유극층 세포가 악성화돼 생기는 종양이다. 햇볕을 쬐는 부위에 생기는 경우가 많고 항문에 생기는 일은 드물다.

- **악성 흑색종** : 멜라노사이트라는 피부 세포가 악성화돼 생기는 종양으로, 멜라노마라고도 한다. 드물게 항문에 생길 수 있다.

12 대장암 검진의 중요성

일본에서 대장암은 발병률이 가장 높으며 대장암으로 사망하는 경우도 많다. 대장암을 발견하기 위한 검사가 대변 잠혈 검사다.

대변 잠혈 검사는 대장암 조기 발견에 도움이 된다

건강 검진 시 대장암 검진의 일환으로 실시되는 대변 잠혈 검사는 말 그대로 대변에 피가 섞여 있는지를 검사하는 것이다.

보통 음식물이 소화돼 대변으로 배설되는 과정에

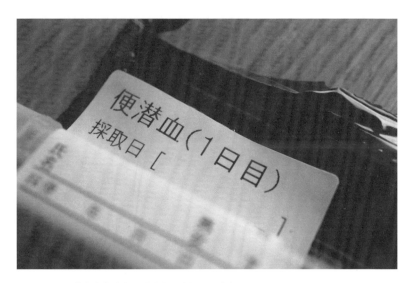

• **대변 잠혈 검사는 대변의 표면을 긁어내어
용기에 담기만 하면 되는 간단한 검사다.**

서 대변에 피가 섞일 일은 없다. 피가 섞이는 것은 소화관 어딘가에 질환이 있는 경우뿐인데, 대변 잠혈 검사는 그중에서도 특히 대장에서 출혈이 발생해 대변에 피가 섞여 있는지 검사한다.

검사 결과가 양성이라면 이후 대장 내시경 검사에서 대장 용종이 발견될 확률은 약 50%, 대장암이 발견될 확률은 약 3%다. 또 연속으로 2일 동안 도안 검사를 하면 진행 암의 80~90%, 조기 암의 50% 정도가 발견되므로, 이 검사에서 양성으로 판명되면 반드시 대장 내시경 검사를 받아야 한다.

● 대변 잠혈 검사 과정

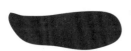 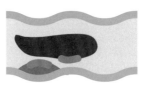

대변의 표면을 문질러
검변 용기에 채취한다.

대장 용종, 대장암에서 나온
출혈이 대변 속에
섞여 있는지 검사한다.

혈액 반응
양성(+)

혈액 반응
음성(-)

대장 내시경 검사
(정밀 검사)

대변 잠혈 검사 결과 양성(+)
이 나온 경우, 대장 내시경
검사를 권장하는데 반드시
검사를 받도록 한다. 검사를
하며 용종이나 암의 절제도
가능하다.

이상
없음

연 1회
정기 검진

이상
있음

치료 개시

● 대장암의 단계(진행도)와 5년 상대 생존율

진행도	증상	5년 상대 생존율
0기	점막 내에 머물러 있다.	97.6%
1기	고유근층에 머물러 있다.	94.5%
2기	고유근층을 넘어 퍼져 있다.	88.4%
3기	림프절로 전이됐다.	77.3%
4기	다른 장기로 전이됐다.	18.7%

(출처 : 일본 국립 암 연구 센터 암 정보 서비스 〈원내 암 등록 생존율 집계〉)

대장암은 조기에 발견하면 생존율이 매우 높다

대장암 사망자 수(2020년)는 남성이 약 2만7,000명, 여성이 약 2만4,000명으로 많지만, 조기 암(1기)이면 5년 상대 생존율(일반인과 비교했을 때 5년간 생존할 확률)이 97.6%다. 하지만 진행 암(4기)이 된 후에는 18.7%로 생존율이 낮아진다.

13

대장
내시경 검사

대장 내시경 검사는 장내 구석구석을 세밀하게 관찰
할 수 있어 대장암을 거의 확실하게 발견할 수 있다.

대장암이나 대장 용종을
쉽게 발견할 수 있다

대장 내시경 검사는 항문으로 내시경을 삽입해 대장
구석구석까지 관찰하므로, 대장암을 발견할 수 있는
확률이 95% 이상으로 높으며 대장암 발병 사실을 거
의 놓치지 않는다고 해도 무방하다.

대장암뿐만 아니라 악성이 되면 대장암으로 진행하는 대장 용종도 쉽게 발견할 수 있어, 장소와 크기에 따라 다르긴 하지만 검사 후 바로 절제하는 당일 수술도 가능하다.

● 암 사망자 수 순위(2020년 기준)

	1위	2위	3위	
남성	폐암	위암	대장암 •	결장과 직장으로 나눌 경우 결장 4위, 직장 7위(결장암과 직장암을 합쳐 대장암으로 통칭)
여성	대장암	폐암	췌장암 •	결장과 직장으로 나눌 경우 결장 3위, 직장 10위

(출처 : 일본 전국 암 등록 환자 데이터)

대변 잠혈 검사만으로는 대장암을 놓칠 위험이 있다

일본 국립 암 연구 센터의 2019년 데이터에 따르면, 평생 동안 남성은 10명 중 1명, 여성은 12명 중 1명이 대장암 진단을 받는다. 대변 잠혈 검사만으로는 놓칠 수 있으므로 정확도가 더 높은 대장 내시경 검사가 필요하다.

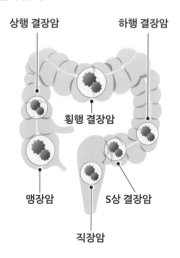

상행 결장암 하행 결장암
횡행 결장암
맹장암 S상 결장암
직장암

대장 내시경 검사를 두고 아플 것 같다, 힘들 것 같다, 귀찮을 것 같다는 부정적인 생각을 가진 사람들이 많다. 하지만 검사하기 전에 진정제를 투여해 잠들어 있는 동안 검사를 끝내는 병원도 많으므로 그런 곳을 선택하면 통증이나 고통을 걱정할 필요는 없다. 다만, 장속을 비워야 하기 때문에 전날 밤부터 음식을 제한하고 검사 당일 아침에는 장관 세정액을 복용해야 한다.

대장 내시경 검사는 대장암을 발견하고 치료하는 데 상당히 효과적인 방법이다. 따라서 대변 잠혈 검사 결과가 음성이라 해도 40세 이상이 되면 자발적으로 대장 내시경 검사를 받는 게 좋다.

● 대장 내시경 검사가 필요한 이유

조기 대장암이나 대장 용종 발견

대장 내시경 검사는 대장의 입구에 해당하는 맹장부터 직장까지 장내를 구석구석 관찰하기 때문에 대장암이나 용종, 그 외의 병변을 거의 확실하게 발견할 수 있다. 또 대장암이나 용종이 발견된 경우에는 가능하면 바로 절제할 수 있다.

· 대장암 발견 및 절제
· 대장 용종 발견 및 절제
· 장염 발견
· 항문 질환 발견

대장 내시경 검사를 받아야 하는 경우

대변 잠혈 검사만으로는 아무래도 병변을 놓칠 수 있으므로 아래 조건에 해당하는 경우 대장 내시경 검사를 받는 것이 좋다.

· 대변 잠혈 검사에서 양성 판정 시

· 가족 중 대장암 환자가 있을 시

· 변비, 설사, 복부 팽만감이 있을 시

· 40세 이상인데 검사를 받은 적이 없을 시

대장 내부를 구석구석
검사할 수 있다!

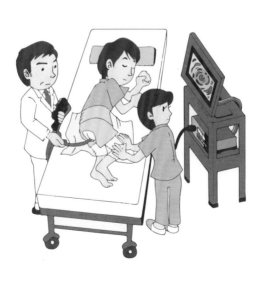

갓파가 좋아하는 '시리코다마'란?

머리에 둥근 접시를 얹고 등에는 등딱지를 짊어지고, 튀어나온 부리처럼 생긴 입과 물갈퀴가 있는 손발을 가진, 온몸이 녹색인 요괴 갓파(河童). 갓파는 어린애 형상을 한 상상의 동물로 강이나 늪에 살며 물가를 걸어가는 인간을 물속으로 끌어당겨 물에 빠뜨리거나, 헤엄치고 있는 인간의 다리를 잡고 물속으로 끌고 들어간다. 그러고는 엉덩이에서 시리코다마(항문에 있다는 상상의 구슬)를 빼앗는다고 한다. 이 구슬을 갓파에게 뺏긴 인간은 넋이 나간다, 얼이 빠진다, 물에 빠져 죽는다는 등 일본 전역에 다양한 이야기가 남아 있다. 물론 인간의 엉덩이에 시리코다마 같은 장기는 존재하지 않는다. 도대체 왜 항문 안에 구슬이 있다는 이야기가 전승됐을까? 설에 따르면, 익사자의 항문은 괄약근이 이완돼 열려 있어 마치 항문에서 무언가를 빼낸 것처럼 보이기 때문이라고도 한다. 정답은 알 수 없지만 갓파 전설이 물가가 위험하다는 사실을 경고한다는 점만은 분명하다.

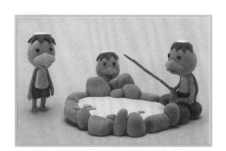

전설 속 갓파는 다소 무섭지만, 현대에는 사랑스러운 존재로서 기업이나 상품의 이미지 캐릭터로 활약하고 있다.

PART 3

대변과 방귀를
둘러싼 과학

01 방귀가 나오는 이유

방귀는 장속에 가득 찬 가스가 소화관을 압박해 통증을 일으키지 않도록 항문을 통해 자동으로 배출되는 것이다.

방귀의 70%는 들이마신 공기다

앞서 언급한 것처럼 방귀는 소화관 내의 가스를 배출하는 정상적인 생리 현상이다(P.40 참조). 방귀의 약 70%는 입으로 들이마신 공기(산소, 질소)이며, 여기에 장내 세균이 음식을 분해할 때 생성되는 수소, 메탄

등이 포함된 것이다.

● **방귀의 정의**

방귀는 소화관 내의 기체를 배출하는 생리 현상

방귀는 식사할 때 들이마신 공기와 체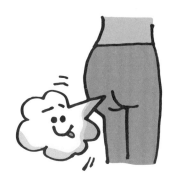
내에서 생긴 기체가 섞인 것이다. 가
스의 상당 부분은 소화관 내로 흡수되
지만, 남아 있는 가스가 소화관을 압
박해 통증을 일으키지 않도록 하기 위
해 항문을 통해 자연스럽게 배출된다.

방귀에 관한 데이터

· **생성 분량** : 하루 평균 1.5L

· **배출 횟수** : 하루 평균 10~15회

· **주요 성분** : 질소, 이산화탄소, 수소, 산소, 메탄, 휘발성 가스

방귀의 양과 횟수는 성별, 식생활, 건강 상태에 크게 좌우된다

위의 방귀 데이터는 평균적인 것이며, 개인의 식생활, 건강 상태, 장내
환경에 따라 방귀의 양과 횟수는 상당히 다르다. 또 남녀별로 방귀의
양과 횟수, 냄새에 차이가 있다는 연구 결과도 있다.

입으로 들이마신 공기는 폐로 가지만, 식사와 함께 들이마신 공기는 위로 들어간다. 위로 들어가는 공기의 양은 의외로 많아, 마신 물의 2배의 공기가 위로 들어간다. 이렇게 해서 위로 들어간 공기의 일부는 식도를 역류해 트림으로 배출되며 나머지는 음식과 위에서 십이지장으로 넘어간다.

십이지장에서는 위의 소화액인 위산과 반응해 이산화탄소가 발생한다. 이어서 대장에서는 장내 세균 작용에 의해 이산화탄소, 수소 외에 냄새의 근원이 되는 황화수소 등의 가스가 발생하는데 이산화탄소는 금방 흡수돼 사라진다.

체질에 따라서는 직장에서 메탄가스가 생기기도 한다. 이렇게 혼합된 기체가 직장까지 닿아 항문을 통해 배출되는 것이 방귀의 정체다.

● 방귀의 생성

방귀는 우리가 들이마신 공기와 체내에서 생성되는 각종 기체로 이뤄져 있다.

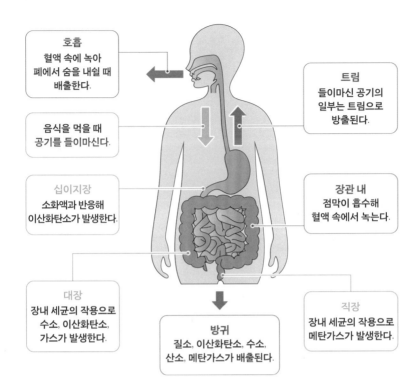

호흡
혈액 속에 녹아
폐에서 숨을 내쉴 때
배출한다.

트림
들이마신 공기의
일부는 트림으로
방출된다.

음식을 먹을 때
공기를 들이마신다.

십이지장
소화액과 반응해
이산화탄소가 발생한다.

장관 내
점막이 흡수해
혈액 속에서 녹는다.

대장
장내 세균의 작용으로
수소, 이산화탄소,
가스가 발생한다.

방귀
질소, 이산화탄소, 수소,
산소, 메탄가스가 배출된다.

직장
장내 세균의 작용으로
메탄가스가 발생한다.

02 방귀 냄새 유무의 차이

무심코 나온 방귀에서 너무 심한 냄새가 나 곤란했던 경험이 누구나 한 번쯤은 있을 것이다. 왜 냄새나는 방귀와 냄새 없는 방귀가 존재할까?

냄새나는 방귀는 1%의 가스 때문이다

방귀 성분의 약 70%는 입으로 들이마신 공기이며, 나머지 30%는 소화관 내에서 만들어진 기체다. 기체 가운데 수소와 이산화탄소가 각각 34%로 가장 많고, 그외 질소 22%, 메탄가스 6%, 산소 3%, 나머지 1%는 각종 가스다. 겨우 1%에 불과한 가스가 방귀 냄새의 원흉인 것이다. 나머지 99%의 성분은 모두 무취이므로 가스 성분에 따라 냄새 여부가 달라진다.

● 방귀 성분의 비율

방귀의 지분 1%인 가스가 냄새를 만든다

방귀의 99%는 무취 성분으로 이뤄져 있으며 냄새는 겨우 1%의 가스 때문이다. 음식물 성분에 따라 발생하는 가스가 다르므로 냄새도 섭취한 음식물에 따라 다르다.

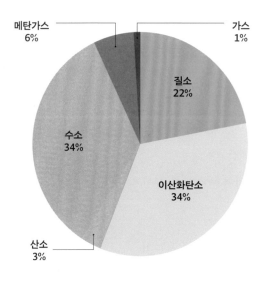

메탄가스
6%

가스
1%

질소
22%

수소
34%

이산화탄소
34%

산소
3%

가스의 대부분은 대장의 세균이 음식물을 분해하거나 합성할 때 만들어지는데, 식사 내용이나 장내 세균에 따라 생성되는 가스도 다르다. 예를 들어, 마늘이나 양파 같은 유황 성분이 많은 음식을 먹으면 장내에서 분해되고 부패해 강렬한 악취를 풍기는 인돌이나 스카톨이 발생한다. 또 육류 등의 단백질은 유해균에 의해 분해돼 유황처럼 강렬한 냄새를 풍기는 황화수소 등이 발생한다.

반면, 식이 섬유가 분해될 때 생기는 가스는 대부분 무취의 수소와 메탄가스이므로 냄새가 나지 않는다.

● 냄새나는 방귀의 원인이 되는 가스

황화수소 = 썩은 달걀

온천의 유황 같은 냄새가 난다. 단백질이 유해균에 의해 분해되며 발생한다.

메테인싸이올 = 썩은 양파

유황분을 많이 함유한 식품을 분해할 때 발생한다.

트리메틸아민 = 썩은 생선

생선이나 게, 새우에 포함된 트리메틸아민옥사이드가 분해될 때 발생한다.

낙산 = 썩은 버터

지방산이 분해될 때 발생한다.

스카톨 = 대변 냄새

치즈나 간, 콩에 많이 포함된 트립토판을 분해할 때 발생한다.

인돌 = 대변 냄새

스카톨과 마찬가지로 트립토판을 분해할 때 발생한다.

디메틸 설파이드 = 썩은 양배추

유황분을 많이 함유한 식품을 분해할 때 발생한다.

03 방귀를 참으면
생기는 일

공공장소에서 방귀가 나오려고 할 때 엉덩이를 꽉 조이면 참을 수 있다. 그럼 참은 방귀는 어디로 갈까?

방귀를 참는 것은
금물이다

학교나 회사, 전철이나 엘리베이터 내부 등 방귀를 뀌는 행위가 매너에 어긋나는 장소는 많다. 다행스럽게도 인간은 방귀를 참을 수 있다. 그런데 이렇게 참은 방귀는 도대체 어디로 가는 걸까?

참은 방귀의 성분 중 산소, 이산화탄소, 수소는 장관에서 흡수되고 폐를 경유해 날숨으로 배출된다. 또 냄새의 원인이 되는 가스의 일부도 장관에서 흡수된다.

● 참았던 방귀는 어디로 갈까?

참았던 방귀의 일부는 장에서 흡수된다

참았던 방귀는 장내에 머무르는데 방귀 성분 중 산소, 이산화탄소, 수소, 가스의 일부는 장관을 통해 흡수된다.

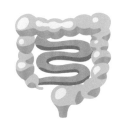

혈액 속에 녹아 전신을 순환한다

장관에서 흡수된 방귀의 성분은 혈액 속으로 녹아든다. 그리고 혈류를 타고 폐, 심장, 신장 등을 순환한다.

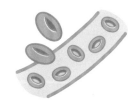

날숨이나 피부를 통해 몸 밖으로 배출된다

혈액 속에 녹아든 성분은 폐에 보내져 호흡할 때 산소와 교환되고 날숨으로 나가거나 땀에 녹아 몸 밖으로 배출된다.

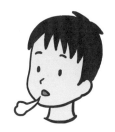

하지만 질소와 일부 냄새 성분은 흡수되지 않고 그대로 장내에 체류해 장이 부풀어 오른 상태가 되므로 불쾌감, 팽만감, 복통을 일으킨다. 이렇게 되면 압력 때문에 장의 연동 운동이 저하되고 대변이 정체돼 가스가 더 많이 발생하는 악순환에 빠진다.

또 장내 압력이 높아지면 장벽이 꽈리처럼 튀어나오는 대장 게실이 생긴다. 대장 게실은 천공성 게실염이나 복막염을 일으키기도 하므로 방귀를 참는 것은 백해무익하다. 그러니 사람이 없는 곳에서는 몰래 방귀를 뀌는 것이 가장 좋다.

● 방귀를 참는 것은 몸에 좋지 않다

방귀를 참으면 가스가 장을 압박한다

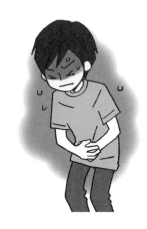

방귀를 계속 참으면 장내에 가스가 차서 복부에 불쾌감, 팽만감, 통증이 발생한다. 이렇게 장이 부풀어 오른 상태가 되면 장의 연동 운동이 저하돼 대변이 정체되고 더욱 가스가 차는 악순환에 빠진다. 또 장벽의 약한 곳이 압력에 눌려 꽈리처럼 튀어나오는 대장 게실이 생길 가능성도 높다.

• 장이 부풀어 올라 복통 유발

- 장의 활동이 저하돼 변비 유발
- 대장 게실 등의 질병 발병

혈액 속에 녹아든 성분이 입 냄새와 체취에 영향을 준다

혈액 속에 녹아든 방귀의 가스 성분은 폐에 보내져 호흡할 때 산소와 교환되고 날숨으로 방출된다. 이때 날숨에 방귀 냄새 성분이 포함돼 있으면 날숨에서 악취가 날 수 있다. 또 방귀 냄새 성분이 땀에 녹으면 방귀 냄새가 나는 땀을 흘리게 되므로 나쁜 체취의 원인이 된다.

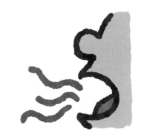

04 지속되는 설사는 병의 징후

복통이 동반되며 대변이 물처럼 나오는 설사는 대부분 일시적이지만, 오래 지속되면 질병이 원인인 경우도 있다.

설사가 길어지면 검사를 받아야 한다

대변의 수분이 비정상적으로 증가해 액체 상태 또는 그에 가까운 상태가 돼버리는 것이 설사다. 복통을 동반하는 경우가 대부분인데, 누구나 설사로 괴로운 경험을 한 적이 있을 것이다.

설사는 장의 기능에 이상이 생겨 수분이 흡수되지 않거나 수분이 과잉 공급돼 발생한다. 식중독이나 식품 알레르기 등이 원인이며, 장관 내의 분비액이 과다해지는 분비성 설사, 장에 염증이 있어 혈액 성분이나 세포 내의 액체가 스며 나오는 삼출성 설사, 장내 침투압이 높아 수분 흡수가 제대로 되지 않는 삼투압성 설사, 폭음과 폭식, 스트레스 등의 원인으로 자율 신경의 균형이 무너져 장운동이 과잉되는 운동 항진성 설사, 4가지가 있다.

● 설사의 종류와 메커니즘

분비성 설사

· 식중독이나 음식물 알레르기, 감염증, 약 등의 영향으로 장관 내의 분비액이 과잉돼 설사를 일으킨다.

· **원인** : 식중독, 세균 감염, 바이러스 감염, 호르몬 이상

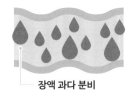

장액 과다 분비

삼출성 설사

· 질병으로 인해 장에 염증이 생기면 점액이나 체액이 장내로 스며 나와 대변의 수분량이 많아지므로 설사를 일으킨다.

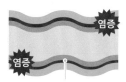

점액·체액의 삼출

- **원인** : 염증성 장 질환, 장결핵, 허혈성 장염, 세균성 장염

삼투성 설사

- 합성 감미료나 약 등으로 인해 장내 삼투
  압이 증가하면 수분이 혈액에서 장내로
  이동해 설사를 일으킨다.

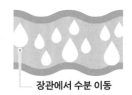

장관에서 수분 이동

- **원인** : 합성 감미료, 유당 불내증, 설사, 약
  의 영향 등

운동 항진성 설사

- 자율 신경의 불균형이 발생하면 연동 운
  동이 지나치게 활발해져 대변이 장속을
  빠르게 통과한다. 이때 장에서 제대로 흡
  수되지 못한 수분이 대변으로 배출돼 설
  사가 된다.

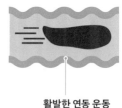

활발한 연동 운동

- **원인** : 스트레스, 냉증, 폭음, 폭식

만성 설사

4주 이상 지속되는 만성 설사는 스트레스가 원인인 신경성 설사도 있
지만, 질병이 원인이 돼 설사가 발생하는 경우도 있다. 과민 대장 증후
군이나 궤양성 대장염, 대장 용종, 대장암 등이 숨어 있을 수 있으니 설

사가 오래 계속되면 병원 진료를 받는 것이 좋다.

일시적인 설사라면 걱정할 필요가 없지만, 설사가 몇 주 동안 지속된다면 질병일 가능성이 높으므로 병원에서 검사를 받는 것이 좋다.

● 만성 설사는 질병일 가능성이 크다

설사에는 4주 이내에 낫는 급성 설사와 그 이상 지속되는 만성 설사, 2종류가 있다. 4주 이상 지속되는 경우에는 질병이 숨어 있을 수 있다.

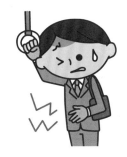

· 4주 이내의 설사 = 급성 설사

· 4주 이상 지속되는 설사 = 만성 설사

05 변비가 생기는 이유

며칠째 대변이 안 나와서 괴롭다, 딱딱한 대변이 나와서 엉덩이가 아프다는 식으로 우리를 힘들게 하는 변비. 변비는 장내에 대변이 비정상적으로 오래 머물러 있는 상태를 말한다.

장내에 체류한 대변이
수분을 잃고 딱딱해지면…

변비는 정상적으로 대변이 나오지 않는 상태를 말한다. 여러 가지 견해가 있지만 변비에 대한 분명한 정의는 없다. 참고로 〈만성 변비증 진료 가이드라인 2017〉에서는 '몸 밖으로 배출해야 할 분변을 충분한

양으로 속 시원하게 배출하지 못하는 상태'를 변비라고 한다.

● 대변이 시원하게 나오지 않는 변비

배변 습관은 개인차가 크다. 단순히
며칠 동안 대변을 못 보면 변비에 걸
린다는 게 아니라, 대변이 딱딱하거
나 잔변감이 느껴지는 등 변비 관련
증상이 있으면 변비라고 볼 수 있다.

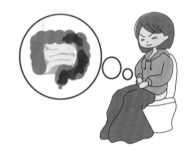

변비는 몸 밖으로 배출해야 할 분변을
충분한 양으로 속 시원하게 배출하지 못하는 상태다
(《만성 변비증 진료 가이드라인 2017》에서 발췌).

　　변비가 발생하는 원인에는 3가지가 있다. 장이 이완된 상태가 되며
연동 운동이 약화되는 이완성 변비, 장에 경련성 수축이 일어나 대변이
통과하지 못하는 경련성 변비, 직장의 배변 반사가 약해져 변의가 일어
나지 않는 직장성 변비로 구분된다.

● 만성 변비 3가지

이완성 변비

대장의 연동 운동이 저하되면 대변을 밀
어내는 힘이 부족해 대장 내에 대변이 오
래 머무른다. 그 결과 변의 수분이 장으로
과도하게 흡수돼 대변이 딱딱해진다.

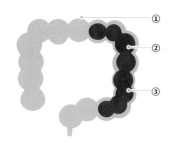

① 연동 운동이 약해진다.

② 대변의 통과 속도가 느려져 대장 내에 장시간 체류한다.

③ 대변의 수분이 장으로 흡수되며 딱딱해져 잘 나오지 않는다.

경련성 변비

정신적 스트레스가 자율 신경에 악영
향을 미쳐 장의 일부가 경련성 수축을
일으킨다. 그 결과 대변이 직장으로 잘
전달되지 않아 토끼 똥처럼 동글동글
한 대변이 만들어진다.

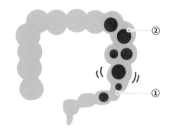

① 경련성 수축이 일어난다.

② 대변이 통과하지 못해 장내에 체류한다.

직장성 변비

대변이 직장에 도달해도 배변 반사가 약해 변의를 동반하지 않으므로 대변이 체류한다. 습관적으로 변의를 참고 계속 무시함으로써 직장벽의 지각이 둔화돼 변의를 느끼지 못하게 된 것이다.

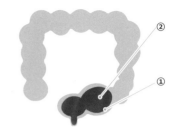

① 대변이 직장에 도달해도 배변 반사가 약해 변의가 일어나지 않는다.

② 배변이 되지 않아 직장 내에 대변이 체류한다.

● 기질성 변비

갑자기 대변이 잘 나오지 않으면서 복통, 구역질, 구토 등이 발생하는 경우에는 질병으로 인해 생기는 기질성 변비일 가능성이 있다. 원인으로 추측할 수 있는 것은 대장암, 장폐색, 크론병에 동반되는 장관 협착, 주변 장기의 암 등으로 인한 장관의 압박 등이다.

모든 변비는 대변이 장내에 오랜 시간 머무르며 수분이 없어지고 딱딱하게 굳은 대변이 쌓여 만들어진다. 딱딱한 대변이 장내에 쌓여 있으면 나중에 들어온 대변이 계속 쌓이게 되고 그 대변에 수분이 없어지며 변비가 점점 악화되는 악순환에 빠지게 된다.

06 대변의 색과 모양은 건강의 척도

화장실에서 자신의 대변을 눈으로 확인하는 사람이 얼마나 될까? 대변에는 몸 상태나 건강 상태를 판단할 수 있는 힌트가 많이 숨겨져 있다.

대변을 보고 나서
색과 모양을 확인하자

자신의 대변 색깔과 모양을 확인하면 몸이나 건강 상태를 추측할 수 있다. 이때 대변 상태를 판정하는 데 도움이 되는 것이 브리스톨 대변 척도(대변의 상태를 7가지로 나눈 의학적 진단 도구)다.

● 브리스톨 대변 척도

[1형] 작고 동글동글한 대변		심한 변비, 토끼 똥처럼 딱딱하고 동글동글한 대변
[2형] 딱딱한 대변		가벼운 변비, 울퉁불퉁한 소시지 모양의 딱딱한 대변
[3형] 약간 딱딱한 대변		수분이 적고 갈라진 딱딱한 대변
[4형] 보통의 대변		바나나 형태의 적당하게 부드러운 대변
[5형] 부드러운 대변		선명한 주름이 있는 부드러운 대변
[6형] 진흙 형태의 대변		가벼운 설사, 흐물흐물한 형태는 아닌 대변
[7형] 물 같은 대변		심한 설사, 수분이 많고 고형물이 없는 대변

정상적인 변 ([3형] ~ [5형])

대변을 확인하면 건강 상태가 보인다 :

화장실에서 볼일을 본 다음 자신의 대변이

위의 어떤 형태에 해당하는지 체크해보자.

기본적으로 딱딱한 대변은 변비, 너무 무른 대변은 설사다.

정상적인 대변은 황갈색의 바나나 모양이다. 수분이 많은 진흙이나 물 같은 대변은 설사다. 반대로 딱딱한 대변은 변비가 의심되는데, 토끼 똥처럼 딱딱하고 동글동글한 대변은 경련성 변비, 굵고 딱딱한 대변은 이완성 변비, 딱딱하고 짧게 갈라져 나오는 대변은 직장성 변비일 가능성이 있다.

뿐만 아니라 대변의 색깔도 중요하다. 건강한 사람의 대변은 황갈색이나 갈색을 띠지만, 대변의 색이 진한 갈색일 경우에는 변비, 다갈색일 경우에는 폭음 또는 폭식이 의심된다. 특히 위험한 것은 빨갛거나 새까만 대변으로, 소화관 어딘가에 출혈이 있을 가능성이 높다. 또 흰색일 경우 담관이나 췌장의 질병, 장결핵일 수 있으므로 이와 같은 극단적인 색깔의 대변이 나오면 전문 의료 기관에서 검사를 받아야 한다. 다만, 오징어 먹물이나 식용 숯, 철분 보충제 섭취로 대변의 색이 검어질 수 있으며, 채소를 대량 섭취하면 녹색 대변이 나올 수 있다.

● 대변 셀프 체크

색깔, 냄새, 모양을 확인하자

화장실에서 대변을 보면 바로 흘려버리지 말고 색깔, 냄새, 모양을 셀프 체크해보자. 장의 건강 상태나 전체적인 몸 상태를 알 수 있고 대변의 색깔이나 냄새를 통해 질병의 신호를

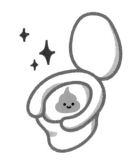

확인할 수도 있다.

색깔

- 건강한 대변은 황갈색이나 갈색을 띤다.
- 검은색 대변은 식도, 위, 십이지장에 출혈이 있다는 신호다.
- 붉은색 대변은 장이나 항문에 출혈이 있다는 신호다.
- 흰색 대변은 담관, 췌장에 질환이 있다는 신호다.

냄새

- 건강한 대변에서는 장아찌 같은 냄새가 난다.
- 유해균이 많으면 대변의 냄새가 강해진다.
- 냄새는 음식에 따라서 변한다.
- 냄새가 강한 경우 암일 가능성이 있다.

모양(경도)

브리스톨 대변 척도로 체크해보자(P.145 참조).

07 대변이 '갈색 다이아몬드'?

최근 대변에 들어 있는 장내 세균이 큰 주목을 받고 있다. 연구 결과, 장내 세균은 질병 치료와 건강 유지에 도움이 되는 것으로 확인됐다.

장내 세균을 이용한 치료는 이미 실용화되고 있다

일반적인 대변 성분은 고형분이 약 30%, 수분이 약 70%다. 고형분의 구성은 음식 찌꺼기가 약 10%, 장 점막이 약 10%, 장내 세균이 약 10%로 구성돼 있다.

● 대변의 성분

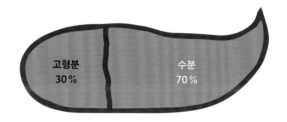

고형분의 성분

- **장 점막 10%** : 장 점막 세포는 2~3일 만에 새로운 세포로 교체된다. 벗겨져 떨어진 장 점막은 대변에 섞여 배출된다.
- **음식물 찌꺼기 10%** : 식이 섬유 등 소화되지 않은 음식물이나 영양분을 짜낸 음식물 찌꺼기는 대변의 10%에 불과하다.
- **장내 세균 10%** : 장내에 서식하고 있는 세균의 10%는 대변과 함께 배출된다. 수분을 제외한 대변 1g에는 6,000억~1조 개나 되는 엄청난 수의 장내 세균이 존재한다.

　최근 들어 대변 속 장내 세균이 큰 주목을 받고 있다. 인간의 장내에는 1,000가지에 달하는 종류의 세균이 100조 개 이상 넘게 서식하고 있는데, 이 세균들이 건강과 깊은 관련이 있다는 사실이 밝혀졌기 때문이다.

　특히 건강한 사람의 장내 세균을 아픈 사람의 장내에 이식해 치료하는 변 이식은 장내 세균 연구에 있어 큰 성과라 할 수 있다. 변 이식은 이미 실용화돼 궤양성 대장염 같은 난치병 치료에 효과를 보이고 있다.

일본의 한 기업은 운동선수의 대변을 분석·연구해 일반인과 비교한 결과 장내 세균에 다양성이 있다는 사실을 발견했다. 뿐만 아니라 이 연구를 활용해 건강 유지에 도움이 되는 장내 세균이 함유된 보충제도 판매 중이다.

한편, 사람을 대상으로 한 연구에서 장내 미생물이 운동 능력에 영향을 준다는 사실이 밝혀진 바 있다. 미국 하버드대학교 의과 대학 연구진에 따르면, 운동을 꾸준히 한 사람에게서만 풍부한 장내 미생물이 발견됐다고 한다.

이처럼 전 세계 기업과 연구 기관들은 장내 세균의 다양한 가능성에 주목하며 대변을 '갈색 다이아몬드'라고 부르고 있다.

● 대변의 잠재력

질병 치료(대변 이식)

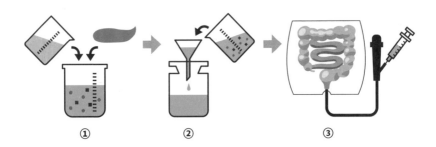

① ② ③

① 건강한 사람의 대변을 생리 식염수와 섞는다.

② 섞은 액체를 필터에 여과시킨다.

③ 여과시킨 액체를 환자의 대장에 이식한다.

궤양성 대장염 치료에 효과적

이식할 건강한 사람의 대변(사전 검사를 통해 이식 시 문제가 없는지 확인)과 생리 식염수를 섞은 액체를 필터에 여과시키고 남은 성분을 제거한다. 이 액체를 내시경 등을 사용해 환자의 장내에 이식하는 것이 대변 이식 치료법이다.

신약 개발

장내 세균과 질병의 관계가 밝혀지며 장내 세균을 질병 치료에 이용하는 신약 개발이 진행되고 있다.

건강 보조 식품 개발

대변에 포함된 장내 세균의 분석 결과를 활용해 건강 보조 식품을 개발하고 있다.

데이터베이스화

개인의 장내 세균을 일괄 분석하고 데이터베이스화해 다양한 연구를 진행하고 있다.

08 관장의
원리

관장은 힘들고 고통스러운 변비를 해소할 수 있는 방법으로 널리 쓰인다. 그럼에도 관장을 통해 대변이 나오는 원리에 대해서는 잘 알려지지 않았다.

관장의 원리는
아주 단순하다

관장은 항문으로 약액을 주입해 배변을 촉진하는 것이다. 악성 변비도 관장을 하면 놀라울 만큼 쉽게 대변이 나오기 때문에 관장약에는 강력한 성분이 들어있다고 오해 받기 쉽다.

그런데 관장약의 주성분은 의외로 단순하다. 관장약에는 정제수와 글리세린이 일대일 비율로 들어 있다. 정제수는 불순물이 제거된 깨끗한 물이다. 글리세린은 물에 잘 녹고 수분을 흡수시키는 성질이 있어 보수력이 높은 특성을 가진 끈적끈적한 액체다. 체내에 존재하는 물질이라 안전하기에 식품이나 화장품에 많이 사용된다.

● 시판 관장약의 성분과 원리

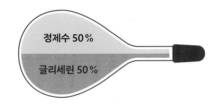

성분

- **정제수 50%** : 정제수는 증류나 여과를 통해 불순물을 제거한 물이다. 장내 수분을 늘리고 대변을 부드럽게 해준다.
- **글리세린 50%** : 직장 내 삼투압을 높여 장벽에서 수분을 빼내 대변을 부드럽게 만들어준다. 동시에 장의 연동 운동을 촉진한다.

직장으로 직접 액체를 주입해 배변을 촉진하는 원리

관장은 항문을 통해 직장으로 직접 관장약액을 주입하는 방법이다. 글리세린의 작용으로 효과가 매우 빠르게 나타나므로 화장실에 바로 갈수 있는 상황일 때 사용한다.

관장약이 항문을 통해 주입되면 글리세린이 직장벽의 수분을 흡수해 직장 내부를 많은 양의 수분으로 채운다. 이 수분이 대변에 침투해 대변이 부드러워지고 동시에 장벽에 삼투압의 자극이 가해져 연동 운동이 활성화된다. 그러면 변의가 생기고 직장벽의 수축과 내항문 괄약근이 이완되며 대변이 나오기 쉬운 상태가 된다. 곧바로 화장실에 가면 약재만 나오므로 몇 분 동안 대변을 참도록 권장한다.

● 관장 시 대변이 나오는 구조

① 약액이 대변에 침투한다

약액이 직장에 들어가면 글리세린의 작용으로 직장 내 삼투압이 높아져 장벽에서 수분이 나온다. 이 수분이 대변에 침투한다.

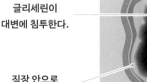

글리세린이
대변에 침투한다.

직장 안으로
수분이 이동한다.

② 대변이 부드러워진다

대변에 글리세린이 침투한 후 주위의 수분을 점점 흡수하며 대변이 부드러워진다. 또 수분이 증가함에 따라 직장 내 용적이 늘어난다.

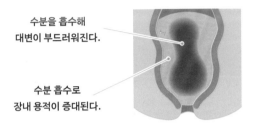

수분을 흡수해
대변이 부드러워진다.

수분 흡수로
장내 용적이 증대된다.

③ 대변이 밀려 나온다

직장 내 용적이 늘어나 압력을 받으면 직장벽이 자극을 받아 연동 운동이 촉진된다. 동시에 배변 중추에 자극이 전달돼 변의가 생기고 대변을 내보낼 준비가 된다.

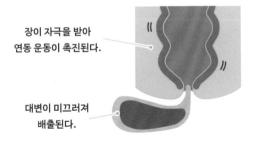

장이 자극을 받아
연동 운동이 촉진된다.

대변이 미끄러져
배출된다.

장과 뇌의 관계

뇌의 상태가 장의 활동에 영향을 미친다는 것은 널리 알려져 있는 사실이다. 최근에는 장의 상태가 뇌로 전달돼 기분이나 감정에 큰 영향을 미치는 것으로 밝혀졌다.

장과 뇌는 서로 영향을 미친다

소화 기관인 장은 최근 연구를 통해 소화 기관으로서의 역할뿐만 아니라, 면역이나 호르몬 분비와도 깊이 관련돼 있는 중요한 기관이라는 사실이 밝혀졌다.

장은 크게 3가지 역할을 한다. 첫째, 장은 면역계

로서 기능한다. 장에는 몸 전체의 절반 이상의 면역 세포가 존재해 세균이나 바이러스 같은 병원체에 대응할 수 있는 가장 큰 면역 기관이다. 둘째, 장은 내분비계로서 기능한다. 장에는 신체의 다양한 기능을 조절하는 물질인 호르몬을 분비하는 장 내분비 세포가 존재하고 있어 내분비 기관의 역할도 한다. 셋째, 장은 장 신경계로서 기능한다. 장에는 들어온 정보를 처리하고 명령을 전달하는 신경 세포가 모여 있어 독자적인 네트워크가 형성돼 있다. 따라서 장은 뇌의 명령 없이도 자발적으로 사고하고 행동할 수 있다.

● 장의 기능

장의 3대 기능

뇌와 장의 정보 교환은 장의 3가지 기능인 면역계, 내분비계, 신경계를 통해 이뤄진다.

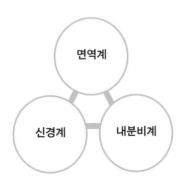

앞의 3가지 기능 외에도 장과 뇌를 연결하는 미주 신경을 통해 서로 정보를 교환하며 영향을 주고받는다. 이러한 장과 뇌의 관계를 장뇌 상관이라고 한다.

● 장과 뇌를 연결하는 미주 신경

장에서 뇌로 가는 정보의 양이 뇌에서 장으로 가는 양보다 많다.

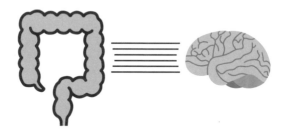

장은 스스로 생각하고 활동할 수 있다

장관 신경계라는 신경 네트워크의 작용에 따라 뇌에서 지령을 내리지 않아도 장이 자발적으로 생각해 활동하는 게 가능하다.

● 장과 뇌의 관계

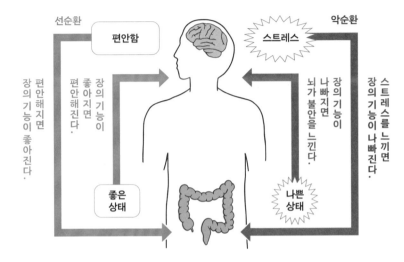

장내 세균과 뇌

예전부터 장과 뇌가 깊이 연관돼 있다고 알려져 있었는데, 최근의 연구를 통해 장내 세균이 장에서 뇌로 보내지는 정보에 큰 영향을 미친다는 사실이 확인됐다.

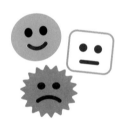

10 장과 마음의 관계

인간의 마음은 사고나 행동을 관장하는 뇌에만 있을까? 정답을 알 수는 없지만 마음과 관련된 관용구에는 '배'가 붙어 있는 경우를 꽤 볼 수 있다.

옛날 사람들은 아주 오래전부터 '장뇌 상관'을 알고 있었던 걸까?

희로애락의 감정이나 심정을 나타내는 한자어에는 '배(腹)'나 '장(腸)'이 들어 있는 표현이 많다. '배'나 '장'이 들어간 관용 표현에서 눈에 띄는 점은 분노에 관한 것이다. 분노는 일종의 스트레스이고 스트레스는 배

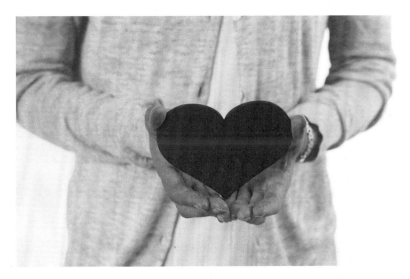

◆ **감정이나 심정을 표현하는 단어에는
배와 관련된 한자어가 들어가는 경우가 많다.**

에 영향을 미치기 때문에 다양한 표현이 생겼을 것이라 추측할 수 있다. 한 가지 더 눈에 띄는 점은 진심, 의도, 결의, 각오와 관계된 표현이다. 어쩌면 옛날 사람들 역시 배 속에 마음이 있다고 느꼈던 것 같다.

앞서 설명했듯이 장과 뇌는 밀접하게 관련돼 있어 긴장, 불안, 스트레스 등의 감정을 느끼면 배가 아프고, 반대로 배가 아프면 불안을 느끼기도 한다. 이러한 장뇌 상관관계는 최근 연구에서 밝혀진 것이지만, 옛날 사람들은 배가 감정이나 심정과 깊이 관련돼 있다는 것을 경험을 통해 알고 있었던 게 아닐까?

11

장과
세로토닌

세로토닌은 정신 안정에 관여하기 때문에 '행복 호르몬'이라고도 부른다. 신경 전달 물질인 세로토닌은 대부분이 장에서 만들어진다.

세로토닌이 줄어들면
여성 호르몬도 감소한다

세로토닌은 감정에 관련된 신경 전달 물질의 일종이다. 다른 신경 전달 물질인 도파민(쾌락, 기쁨 등에 관여)과 노르아드레날린(공포, 놀람 등에 관여) 등의 정보를 제어해 정신을 안정시키는 작용을 하기 때문에 행복 호르몬 또는 행복 물질이라고 한다. 사람의 몸속에는 약 10mg의 세로토닌이 있는데, 그중 뇌에 2%, 혈액에 8%, 장에 90%가 존재한다.

● 세로토닌의 작용

마음의 안정에 관여

- 대뇌 피질과 시상 하부 등에 분포하며 행복감을 주는 등 정신을 안정시키는 작용을 한다.
- 뇌 속 세로토닌, 전체의 2%

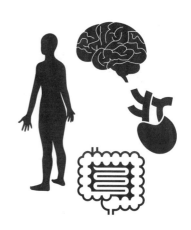

혈액 및 혈관에 관여

- 혈액 속의 세로토닌은 혈소판 내로 들어가 혈액 응고, 혈관 수축 등을 조절한다.
- 혈액 속 세로토닌, 전체의 8%

연동 운동에 관여

- 장의 연동 운동에 관여해 장내에 세로토닌이 너무 많으면 설사를 일으키고 너무 적으면 변비가 된다.
- 장내 세로토닌, 전체의 90%

체내 세로토닌은 장에서 만들어져
90%가 장내에 존재한다.

세로토닌은 필수 아미노산인 트립토판에 의해 합성되며 대부분이 장에서 만들어진다. 트립토판은 다양한 식재료에 포함돼 있어 일반적인 식생활을 유지하고 있다면 부족하지 않다. 그러나 불규칙한 생활이나 운동 부족이 지속되면 체내의 세로토닌 양이 저하된다. 세로토닌이 부족하면 우울증이나 공황 장애 등이 유발되며, 여성 호르몬의 분비가 감소해 갱년기 장애의 원인이 된다. 따라서 장과 마음의 건강을 위해서는 규칙적인 생활 습관을 가져야 한다.

● 트립토판에서 생성되는 세로토닌

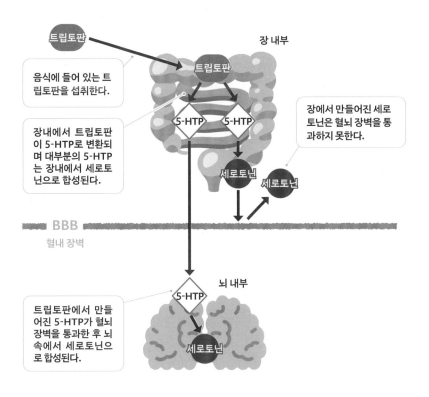

음식에 들어 있는 트립토판을 섭취한다.

장내에서 트립토판이 5-HTP로 변환되며 대부분의 5-HTP는 장내에서 세로토닌으로 합성된다.

장에서 만들어진 세로토닌은 혈뇌 장벽을 통과하지 못한다.

트립토판에서 만들어진 5-HTP가 혈뇌 장벽을 통과한 후 뇌 속에서 세로토닌으로 합성된다.

트립토판

장 내부

트립토판

5-HTP   5-HTP

세로토닌   세로토닌

BBB
혈내 장벽

5-HTP

뇌 내부

세로토닌

혈내 장벽(Blood-Brain-Barrier; BBB)

세로토닌은 혈뇌 장벽을 통과하지 못하지만 전구 물질인 5-HTP는 통과할 수 있다. 뇌 속의 세로토닌은 장에서 만들어진 것이 아니라, 5-HTP가 혈뇌 장벽을 통과한 후 뇌에서 만들어진 것이다.

12 장의 길이와
변비

동양인은 장이 길어 변비에 걸리기 쉽다는 속설이 있다. 이는 오해일 뿐이지만 그 근거가 되는 장의 특징은 매우 흥미롭다.

장이 길면
변비에 걸리기 쉽다?

동양인의 장이 길다는 속설은, 서양인은 육식 중심이고 동양인은 채식 중심이라는 잘못된 근거에서 비롯된 오해다. 2013년 일본에서 소화기계를 중심으로 연구한 의사들의 발표에 따르면, 일본인의 대장의 길이는 평균 154.7cm, 미국인은 평균 158.2cm로 확인됐다. 다만, 채식 위주의 식단을 하는 사람들이 육식 위주의 식단을 하는 사람들보다 장이 길다는 주장은 완전히 틀린 말이 아니다. 왜냐하면 육식 동물과 초식 동물의 장의 길이를 비교해보면 초식 동물의 장이 훨씬 길기 때문이다.

● 초식 동물과 육식 동물의 장의 길이

동물의 몸길이와 장의 관계

식물에 함유된 영양소는 고기에 함유된 영양소에 비해 적다. 따라서 초식 동물은 식물의 영양소를 남김없이 흡수하기 때문에 소화하는 데 시간이 걸린다. 그 결과 초식 동물의 장이 육식 동물에 비해 길어진 것이다.

· 초식 동물 → 장이 비교적 길다

· 육식 동물 → 장이 비교적 짧다

	장과 몸의 길이 비율	장의 길이
고양이	3.5배	1.6m
개	5배	2.5m
사자	4배	7.2m
사람	10배	8m
말	10배	20m
소	20배	34m
양	25배	30m

(몸길이는 머리부터 엉덩이까지 길이다. 개의 몸길이는 중형 견으로, 사람의 몸길이는 앉은키로 계산했다.)

동물별 장의 길이 비교
잡식성인 인간의 장은 육식 동물보다 길고 초식 동물보다 짧다.

장의 길이는 음식의 소화 시간과 관련이 있다. 식물의 섬유 성분인 셀룰로오스는 육류에 비해 분해하는 데 시간이 오래 걸린다. 그래서 장에 오래 머물러야 하므로 그만큼 초식 동물의 장이 긴 것이다.

한편, 장의 길이에 관한 속설은 동양인이 변비에 걸리기 쉽다는 속설로도 이어진다. 장이 길면 그만큼 대변이 장내에 머무는 시간이 길어지고 유해균이 늘어나 변비에 걸리기 쉽다고 생각할 수 있다. 하지만 장의 길이에 관한 속설은 그야말로 낭설이자 거짓이므로 변비에 관한 이 속설 역시 성립되지 않는다. 일례로, 일본 후생 노동성의 〈국민 생활

기초 조사)에 따르면, 해외의 만성 변비증이 16%인 데 비해 일본인은 그보다 상당히 작은 수치인 3.5%라고 한다. 일본인의 변비율이 이보다 높다는 연구 결과도 있으나 이 역시 1,000만 명 전후로 추정되며 비율로는 8% 정도에 해당한다고 한다.

● 동양인의 장에 관한 속설

속설 ① 동양인의 장은 길다?

거짓 : 농경 생활에 뿌리를 둔 동양인은 수렵 민족에 뿌리를 둔 서양인보다 장이 길다는 속설이 있다. 그러나 실제로 동양인과 서양인의 장의 길이에는 별다른 차이가 없다.

속설 ② 동양인은 변비에 걸리기 쉽다?

거짓? : 일본을 예로 들면, 해외의 만성 변비증 비율은 평균 16%인 데 비해 일본은 3.5%다. 다만, 일본은 기 신고제이므로 실제 잠재적 변비 인구는 1,000만 명가량(8%)으로 예상된다.

13 장내
플로라

장과 건강의 관계가 중요시되며 장내 플로라란 용어를 들을 기회가 많아졌다. 장내 플로라에 대한 이해도를 높이면 이상적인 장내 환경을 유지하는 데 도움이 된다.

유익균 우위의 환경에서
유해균의 활동을 억제한다

사람의 장내에는 100~1,000조 개나 되는 세균이 존재한다. 균종도 풍부해 예전에는 100종류 이상이라고 했지만, 최근에는 1,000여 종으로 알려져 있다.

장내 세균은 같은 균종마다 모여 있다. 그 모습이

마치 식물이 군생하는 꽃밭(플로라)처럼 보인다고 해서 장내 플로라라고 한다. 장내 세균은 유익균, 유해균, 기회 감염균의 3종류로 나뉜다. 유해균은 단백질과 지질을 좋아하며, 이들을 먹고 암모니아, 황화 수소 등 유해 물질을 생성한다. 유해 물질은 혈액으로 운반돼 다양한 질병을 일으키며, 그 외 장내에서는 대장암 등 발암성 물질 생산에도 관여한다. 유해균의 활동을 억제하기 위해서는 유익균 우위의 환경을 조성할 필요가 있다. 유익균은 장내를 약산성으로 유지시켜주기 때문에 알칼리성을 좋아하는 유해균의 활동을 억제시킨다.

● 장내 세균총
100조 개 이상의 장내 세균총을 꽃밭에 비유한 장내 플로라

사람의 장내 세균은 약 1,000종류에 100~1,000조 개다. 세균이 종류별로 집합체를 이루는 모습을 나타내는 말인 '총'을 사용해 장내 세균총이라고 하며, 세균이 장벽에 빽빽하게 붙어 있는 모습을 꽃밭(플로라)에 비유해 장내 플로라라고도 한다.

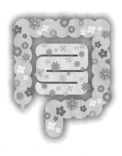

● 장내 세균 3종류

유익균 : 몸에 좋은 작용을 한다

당과 식이 섬유를 먹이로 하며 발효 활동을 통해 젖산 이나 아세트산을 만들어 장내를 약산성으로 유지한다. 그 외에 비타민B군을 비롯한 유용한 물질도 생산한다. 대표적인 균종은 비피더스균, 유산균이다.

유해균 : 몸에 나쁜 작용을 한다

장내에서 부패 활동을 해 유해 물질을 만들어낸다. 대 표적인 균종은 대장균, 웰치균, 포도 구균 등으로 대부 분의 유해균들은 알칼리성 환경을 좋아한다.

기회 감염균 : 어느 쪽에도 속하지 않는다

유익균과 유해균에 속하지 않는 세균의 총칭이다. 유익 균과 유해균 중 우세한 쪽과 같은 작용을 한다. 대표적 인 균종은 대장균(무독균), 연쇄 구균, 의간균류 등이다.

건강한 식생활과 규칙적인 생활을 하면 유익균이 우위를 차지하게 되므로 이런 점에 유의해 장내 플로라의 균형을 유지할 수 있도록 노력하자.

● 이상적인 장내 플로라

유해균이 우위인 상황

- 장내 환경이 나쁘다.
- **기회 감염균이 유해균의 편** : 유해균이 우위가 되면 부패 활동이 활발해 장내에 유해 물질이 증가한다. 유해균이 너무 많아지면 변비나 설사 등의 증상을 일으킬 수도 있다.

유익균이 우위인 상황

- 장내 환경이 좋다.
- **기회 감염균이 유익균의 편** : 유익균이 우위를 점하면 발효 활동에 의해 장내가 약산성으로 유지된다. 유해균은 알칼리성 환경을 선호하지만 유익균 우위의 환경에서는 유해균의 활동을 억제할 수 있다.

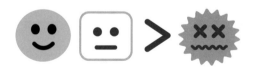

· **유익균이 든 식재료와 유익균의 먹이가 되는 식재료를 섭취한다** : 유익균은 요구르트나 낫토 등의 발효 식품에 함유돼 있다. 이들을 섭취하며 동시에 유익균의 먹이가 되는 식재료를 섭취하면 효과적이다. 유익균의 먹이가 되는 식재료는 식이 섬유와 올리고당으로 채소, 과일 등에 많이 들어 있다.

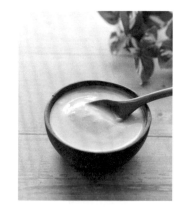

· **규칙적인 생활로 자율 신경을 조절한다** : 체내 리듬을 정상적으로 유지시켜주는 자율 신경은 장의 이완과 수축에도 관여하기 때문에 자율 신경이 흐트러지면 장운동도 흐트러진다. 자율 신경을 흐트러트리는 원인이 되는 수면 부족, 스트레스, 피로 등에 주의한다.

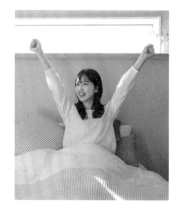

14

먹어도 살 안 찌는 유형

살이 잘 찌지 않는 데에는 기초 대사량, 유전 등 여러 가지 요인이 있다. 장내 세균에도 비만 유발 세균(뚱보균)과 비만 억제 세균(날씬균)이 존재한다.

고지방 위주의 식생활은 뚱보균을 증가시킨다

2006년 워싱턴대학교의 제프리 고든 박사가 〈네이처〉에 흥미로운 논문을 발표했다. 비만과 장내 세균에 관한 논문이었다.

고든 박사가 수행한 연구는 다음과 같았다. 먼저

무균 상태에서 키운 쥐를 두 그룹으로 나누고 한쪽에는 비만인 쥐의 장내 세균, 다른 한쪽에는 비만이 아닌 쥐의 장내 세균을 투여했다. 그리고 양쪽 다 같은 먹이와 운동량으로 생활하게 했더니 비만인 쥐는 체지방이 무려 47%나 증가한 반면, 비만이 아닌 쥐는 27% 증가하는 데 그쳤다.

이후 고든 박사는 장내 세균에서 살이 찌기 쉬운 성질을 가진 뚱보균인 후벽균류와 살이 잘 찌지 않는 성질을 가진 날씬균인 의간균류의 존재를 알아냈다. 두 균 모두 기회 감염균에 속하지만 정반대되는 작용을 한다. 후벽균류는 지방과 당을 축적하는 작용을 하는 반면, 의간균류는 지방의 흡수를 억제하는 동시에 연소시키는 작용을 한다.

● 뚱보균과 날씬균

후벽균류(뚱보균)

- 지방과 당을 축적한다.
- 유해균의 편이 되기 쉽다.

의간균류(날씬균)

- 지방을 연소한다.
- 유익균의 편이 되기 쉽다.

뚱보균과 날씬균은
모두 기회 감염균에 속한다.

비만도가 높은 사람은 후벽균류가 많고, 비만도가 낮은 사람은 의간균류가 많은 것으로 밝혀졌다. 또 비만인 사람이 체중을 감량하면 장내의 후벽균류가 줄어들고 대신 의간균류가 늘어났다.

후벽균류는 지방을 선호하고 의간균류는 식이 섬유를 선호한다. 고 지방 저 식이 섬유 위주의 식생활을 계속하면, 영양 불균형으로 살이 찔 뿐만 아니라 뚱보균이 늘어나 살이 찌기 쉬운 몸이 돼버린다. 그러므로 날씬균을 늘리기 위해서는 저 지방 고 식이 섬유 식사를 해야 한다.

● 장내 환경을 개선하면 날씬균이 늘어난다

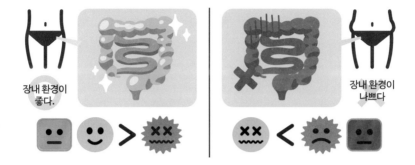

마른 사람의 장내

· 유익균 우위 환경에서는 날씬균이 유익균의 편이다.

· 살이 잘 안 찌는 체질이 된다.

살찐 사람의 장내

· 유해균 우위 환경에서는 뚱보균이 유해균의 편이다.

· 살찌기 쉬운 체질이 된다.

짧은사슬지방산

의간균류는 짧은사슬지방산이라는 지방산을 생성한다. 짧은사슬지방
산은 장내를 약산성으로 유지시켜 유해균 증식을 억제하고, 대장의 장
벽 기능을 높여 보호한다. 최근에는 지방 축적을 억제하고 에너지 소비
량을 증가시키는 작용이 확인됐다.

15

장에 좋은 유산균

유산균은 대표적인 장에 좋은 세균이다. 과연 어떤 기능 때문일까? 유산균의 구체적인 역할과 특징을 알아보자.

유산균은 소장 내의 면역 기능에 작용한다

비피더스균과 유산균은 대표적인 유익균으로 장내 환경을 개선하는 데 중요한 세균들이다. 이 둘은 장내에서 존재하는 부위가 다르다. 비피더스균은 주로 대장, 유산균은 주로 소장에 존재한다.

● 비피더스균과 유산균

	비피더스균	유산균
장관 내 서식 장소	주로 대장	주로 소장
자연계 서식 장소	사람이나 동물의 장내	사람이나 동물의 장내, 자연계에도 널리 분포
주요 대사 산물	유산(젖산), 초산(아세트산)	유산
주요 작용	대장 내부를 약산성(정상)으로 유지	소장 내부를 약산성(정상)으로 유지

소장은 수분이나 영양소를 흡수하는 기관이면서 또 한 가지 중요한 역할을 한다. 바로 회장(소장의 하부에 있으며 전체 소장의 5분의 3을 차지한다. - 옮긴이)을 중심으로 한 면역 기능이다. 체내에 유해 물질이 흡수됐을 때 소장에 있는 면역 기관이 작동해 이를 막아준다.

일부 유산균에는 이 면역 기관의 기능을 높이는 효과가 있는 것으로 보여진다. 이전에는 유산균이 면역 세포에 작용할 때 NK 세포를 활성화시키거나, 킬러 세포를 활성화시키는 식으로 일부 면역 세포만 활성화시킨다고 보는 게 일반적이었다. 하지만 최근에는 면역의 사령탑인 펩타이드 약물 접합체(Peptide-Drug Conjugate; PDC)라는 세포에 직접적으로 작용해 면역 세포 전체를 활성화시키는 플라즈마 유산균이 발견되는 등 소장 내에서 면역 기능에 관여하는 유산균의 중요성이 더욱 높아지고 있다.

● 유산균의 기능

식이 섬유와 올리고당을 먹이로 젖산을 만들어 장내를 약산성으로 유지함으로써 유해균의 증식을 억제한다.

면역 세포나 면역의 사령탑이라 할 수 있는 펩타이드 약물 접합체를 활성화시킴으로써 면역 기능을 향상시킨다.

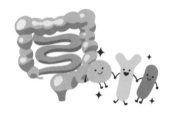

한편, 유산균은 소장 내 면역 세포에 작용해 면역 기능을 높여준다. 면역 반응의 일종인 알레르기에 대한 효과도 확인되고 있는데, 그중에서도 꽃가루 알레르기 증상을 완화시켜주는 효과가 있다.

나쁜 콜레스테롤을 흡착해 몸 밖으로 배출시키는 작용을 함으로써 콜레스테롤 수치를 개선시킨다.

중성 지방 분해를 돕는 작용을 함으로써 고지혈증을 예방한다.

● 유산균이 풍부한 식품

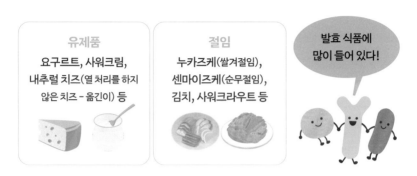

유제품

요구르트, 사워크림,
내추럴 치즈(열 처리를 하지
않은 치즈 - 옮긴이) 등

절임

누카즈케(쌀겨절임),
센마이즈케(순무절임),
김치, 사워크라우트 등

발효 식품에
많이 들어 있다!

유산균이 함유된 식재료와 유산균의 먹이가 되는 식재료를 섭취해 장내 유산균을 증식시켜야 한다.

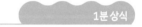

1분 상식

유익균의 영양분, 올리고당

유익균의 먹이는 탄수화물(당질과 식이 섬유)과 올리고당이며 유산균도 상당히 좋아한다. 다만, 당질을 과도하게 섭취하면 혈당치 상승으로 이어질 수 있다. 반면에, 올리고당은 섭취하더라도 혈당이 잘 오르지 않는다. 그러므로 유익균의 먹이로서 식이 섬유와 올리고당을 먹으면 좋다.

16 충수의 면역 기능

충수는 쓸모없는 기관이라는 취급을 받아왔다. 그러나 최근 연구에서 면역 기능에 관여한다는 사실이 밝혀져 주목 받고 있다.

충수를 절제하면
장내 플로라가 무너진다

● 맹장과 충수

맹장은 소장에서 이어지는 대장의 시작점에 있는 기관이고, 충수는 맹장의 오른쪽 하복부에 나와 있는 작은 기관이다.

맹장

대장의 일부, 소장의 말단(회장)에서 결장
으로 이어지는 기관

충수

맹장의 하부에 돌기 모양으로 달려 있는
길쭉한 기관

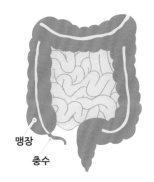

맹장

충수

　맹장과 충수는 별개의 기관이다. 충수는 염증을 잘 일으키는데, 대변 덩어리나 림프 조직 등이 충수의 입구를 막아버리면 충수 내부에서 세균이 번식해 충수염을 일으킨다. 흔히들 맹장염이라고 알고 있는 염증 질환은 이러한 충수염을 가리키는 말이다. 충수염은 항생제를 사용한 치료와 수술로 충수를 절제해 치료한다. 충수를 절제해도 인체에 큰 영향을 주지 않아 특별한 문제가 없다고 여겨져왔기 때문이다.

　하지만 최근 들어 충수가 면역 기능에 관여한다는 흥미로운 사실이 확인됐다. 2014년 오사카대학교 대학원의 다케다 기요시 교수 연구팀에 따르면, 충수의 림프 조직은 점막 면역에서 중요한 기능을 하는 면역 글로불린 A를 생산한다. 연구팀은 무균 쥐의 충수를 절제해 장내 면역계의 발달을 조사했다. 그 결과 충수를 절제한 쥐는 대장 내 면역 글로불린 A 생산 세포의 증가가 상당히 지연되는 것으로 확인됐다. 면역 글로불린 A는 장내 플로라의 균형을 유지하는 데 중요한 항체다. 충수가 남아 있는 쥐와 비교했을 때 충수를 절제한 쥐는 장내 플로라의 균형이 무너져 있었다. 최근에는 항생 물질을 투여함으로써 충수염을 치료하는 방법도 있어 염증이 생겼을 때 잘라내면 된다는 인식이 줄어드는 추세다.

● 충수와 장내 환경

충수를 절제한 쥐

대장 내 면역 글로불린 A 생산 세포가 적다. → 장내 플로라의 균형이 깨져 있다.

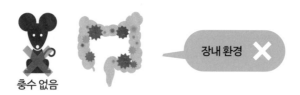

충수를 절제하지 않은 쥐

대장 내 면역 글로불린 A 생산 세포가 적다. → 장내 플로라의 균형이 유지되고 있다.

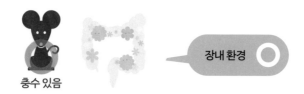

충수가 장내 플로라의 균형 유지와
면역 기능에 관여하는 것으로 밝혀졌다
(2014년 오사카대학교 대학원 의학계 연구과 감염증 및 면역학 강좌
다케다 기요시 교수 연구팀 발표).

면역 글로불린 A

면역 글로불린은 항체를 의미하며 5가지 면역 글로불린 중 하나가 면역 글로불린 A다. 면역 글로불린 A는 소화관, 눈물샘, 입안 등 전신의 점막에 존재하며 병원체나 바이러스의 침입을 막는다.

충수염의 명확한 예방법은 밝혀지지 않았지만 식이 섬유를 많이 섭취하는 사람은 충수염에 잘 걸리지 않는다는 연구 결과가 있다.

대변을 먹는 동물도 있다

대변을 먹는 대표적인 동물로 토끼가 있다. 보통 토끼는 경변(된 똥), 즉 동글동글한 대변을 눈다. 그런데 경변과 별개로 맹장변이라는 부드러운 대변을 누는 경우가 있는데 토끼는 이 맹장변을 먹는다. 토끼는 내장이 작아 한번에 음식을 소화하지 못한다. 맹장변은 소화되지 않은 영양분이 담긴 대변으로, 토끼는 이 맹장변을 먹어야 소중한 영양분을 제대로 섭취할 수 있다. 그 밖에 맹장변을 먹는 동물로는 모르모트, 친칠라, 침팬지 등이 있다.

한편, 다른 목적으로 대변을 먹는 동물이 있는데 바로 코알라다. 코알라의 주식인 유칼립투스는 잎 자체에 독성이 있는 식물이다. 그럼에도 코알라가 유칼립투스를 먹고 괜찮은 이유는 장내에 유칼립투스의 독성을 무력화시키는 세균을 기르고 있기 때문이다. 다만, 갓 태어난 코알라 새끼는 이 세균을 갖고 있지 않아 어미의 똥을 먹어 몸속으로 세균을 받아들이는 것이다.

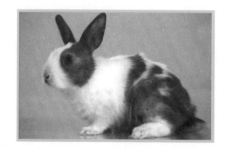

토끼는 맹장변을 배설한 후 바로 먹는 경우가 많아 토끼의 맹장변을 볼 기회는 매우 드물다.

PART 4

배와 항문을
지키는 방법

01 배변 시 과도한 힘주기는 금물

배변할 때 배에 힘을 주면 배변이 촉진된다. 많은 사람들이 배변 시 힘을 주지만 너무 심하게 배에 힘을 주면 항문을 손상시키거나 치질(P.78 참조)을 유발할 수 있다.

배변은 3분 내로 하는 게 좋다

배변할 때 힘을 너무 많이 주면 복강 내압이 상승해 혈액의 흐름이 정체되고 항문의 쿠션 부분인 정맥총에 울혈이 생긴다. 배에 과도한 힘을 주는 행위가 반복되면 울혈이 생긴 혈관이 팽창하고 항문 밖으로 튀어나와 치핵이 된다.

● 배에 심하게 힘을 주면 치질 유발

배변 시 배에 힘을 많이 주면 항문에 강한 압력이 가
해지고 모세 혈관이 모인 부분에 울혈이 생겨 붓거
나 끊어진다.

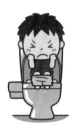

치질의 원인

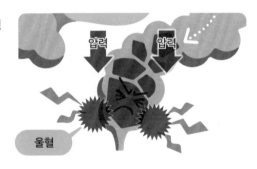

오랜 시간 배에 힘을 주는 것 역시 울혈의 원인이 되므로 5분, 10분
동안 계속 배에 힘을 주는 행동은 하지 않는 게 좋다. 배변 시간은 3분
정도를 기준으로 한다.

배에 힘을 너무 세게 주는 이유는 변비 때문이다. 변비가 있으면 대
변이 잘 나오지 않아 배에 강한 힘을 주게 되거나 배변 시간이 길어지
기 쉽다.

한편, 설사는 의식적으로 힘을 주지는 않지만 항문에 부담이 간다

는 공통점이 있다. 설사는 치열(항문 열창)이나 치루(항문 샛길)를 일으킬 수 있으므로 주의해야 한다.

배에 힘을 주는 행동을 줄이려면 변비와 설사를 예방하는 일이 선행돼야 한다. 장내 환경을 건강한 상태로 유지하면 배변 활동이 좋아지고 항문의 부담도 줄어든다. 또 60쪽에서 소개한 배변하기 좋은 조건도 배에 힘주는 행동을 줄이는 데 효과적이다.

● 배에 과도한 힘주기를 방지하는 방법

변비와 설사를 예방한다

배에 과도한 힘주기를 하는 가장 큰 이유는 변비와 설사다. 변비와 설사가 일어나지 않는 생활 습관을 기르자.

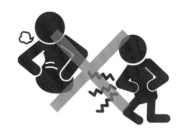

앞으로 기울어진 자세로 배변한다

앞으로 기울어진 자세로 배변하면 직장에서 항문으로 가는 배변 통로가 직선으로 열려 배변하기 쉬워진다.

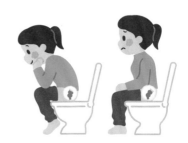

● 배에 힘을 주면 혈압이 올라간다

배변 시 배에 힘을 주면 건강한 사람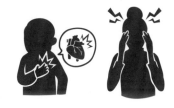
도 혈압이 40mmHg 정도 상승한다
고 한다. 세게 힘을 주면 그만큼 혈압
이 급상승하므로 뇌졸중이나 심근
경색을 일으킬 수도 있다. 변비가 있
는 사람은 혈관계 사망 위험이 높기
때문에 최대한 조심해야 한다.

02 매운 음식과
치질

매운 음식은 치질을 유발하는 것으로 알려져 있다. 그 소문의 진위를 비롯해 치질과 식사의 관계에 대해 알아보자.

자극이 강한 음식은
항문 점막을 손상시킨다

매운 음식을 먹으면 치질에 걸린다는 소문은 사실이다. 매운 음식, 특히 고추 등을 먹으면 입술이나 입안이 얼얼해진다. 이것은 매운 성분인 캡사이신이 점막을 자극하기 때문이다. 캡사이신은 장내에서 거의 소

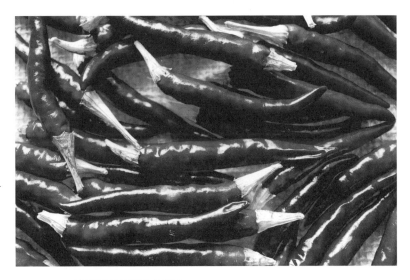

* **고추 등에 함유된 캡사이신은
장내 점막을 자극해 염증의 원인이 된다.**

화, 흡수되지 않는다. 즉, 그대로 대변에 섞여 배설된다. 직장과 항문관
은 민감한 점막이므로 배변할 때 캡사이신의 자극을 받는다. 점막에 강
하고 빈번한 자극이 지속되면 염증이 생기고 치질에 걸릴 위험성이 높
아진다.

매운 음식 외에 알코올도 점막을 손상시키는 자극적인 음식이다.
그러니 술과 고기를 너무 많이 섭취하지 않도록 주의해야 한다. 더불어
무분별한 식습관도 조심할 필요가 있다. 빨리 먹거나 폭음, 폭식을 하
면 장에 부담을 줘 변비나 설사의 원인이 되고 치질에 걸릴 위험성이
높아진다.

그 밖에 무리한 다이어트를 하지 않아야 한다. 식사량이 줄어들

면 대변의 부피가 줄어들어 변의를 느끼지 못하므로 변비에 걸리기 쉽다. 같은 이유로 식이 섬유가 부족한 편식도 변비와 치질의 원인이 된다.

● 항문에 부담을 주는 자극적인 음식

캡사이신

몸속에서 거의 소화, 흡수되지 않고 항 문까지 운반돼 배변 시 항문의 점막을 자극한다. 캡사이신을 과다 섭취하면 울혈의 원인이 돼 치질에 걸릴 수 있다.

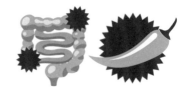

알코올

알코올도 위장이나 항문에 부담을 주는 자극물이다.

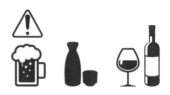

건강하지 않은 식습관

폭음 및 폭식, 빨리 먹기, 취침 직전 식사 등도 위장이나 항문에 부담을 주므로 삼가야 한다.

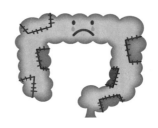

항문 건강을 지켜주는 식사

항문 건강을 위해 장내 환경을 개선해 변비나 설사를 막아야 한다. 이를 위해 유산균, 식이 섬유, 올리고당 등 유익균이 증가하기 쉬운 식사를 하도록 명심한다. 이외에도 사과, 바나나, 당근 등 정장(整腸) 작용을 하는 식품을 충분히 섭취하는 것도 도움이 된다.

1분 상식

적절한 수분 섭취

무분별한 식습관은 변비를 일으켜 대변을 딱딱하게 만든다. 건강한 대변에는 70~80%의 수분이 들어 있으므로 적절한 수분 섭취를 통해 대변의 수분량을 이상적인 상태로 유지하는 것이 좋다. 성인은 하루 2L가량의 수분이 필요하다. 물 등으로 수분을 섭취할 때는 한번에 많이 마시지 말고 조금씩 나눠 마시며 횟수를 늘리는 것이 효과적이다.

03 좌식 생활과 치질

사무직은 치질에 걸리기 쉽다는 말이 있다. 여기서 특히 주목해야 할 부분은 장시간 같은 자세를 지속하는 경우다.

30분에 한 번은 자세를 바꾼다

앞서 설명했듯이 치질의 원인 중 하나는 항문의 울혈이다. 사무직이나 장거리 운전자처럼 장시간 같은 자세를 계속 유지하는 업무는 혈액 순환 장애를 일으키기 쉽다. 혈액 순환이 원활하지 않으면 항문 안쪽에

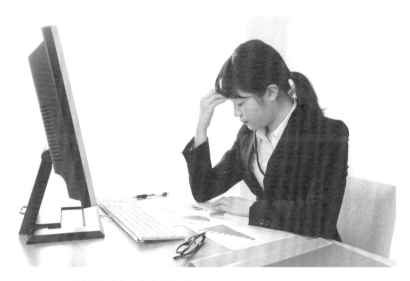

• 일에 집중하다 보면 시간 가는 줄 모르고
똑같은 자세를 계속 유지하기도 한다.

울혈이 생겨 치질에 걸릴 위험이 높아진다. 경비원이나 대형 마트 계산원처럼 장시간 서서 일하는 직업을 가진 사람들도 주의해야 한다. 오랜 시간 같은 자세를 유지하다 보면 혈액 순환 장애가 발생하기 쉽기 때문이다.

가능하다면 휴식 시간에 가벼운 운동을 해주면 좋고, 적어도 30분에 한 번은 다른 자세를 취하는 등 적당히 몸을 움직여야 한다.

코로나 사태와 노동 다양화의 영향으로 재택 근무를 하는 사람들이 많아졌다. 출퇴근에 따른 이동이 줄어든 만큼 집에서 앉아 있는 시간이 늘어났다. 이런 사람들에게는 도넛 방석을 추천한다. 보통 이미 치질을 앓고 있는 사람들이 도넛 방석을 사용하는 것이라고 생각하지만, 도넛 방석은 엉덩이의 혈액 순환을 방해하지 않도록 설계돼 있어 울혈이나 치질을 예방하는 데도 도움이 된다.

● 항문에 부담되는 행위

장시간 같은 자세 유지

사무직, 운전사, 경비원, 호텔 직원 등 계속 앉아 있거나 서 있으면 항문 부근이 압박을 받아 혈액 순환 장애를 일으켜 울혈이 생긴다. 이렇게 되면 치질에 걸릴 가능성도 높아진다.

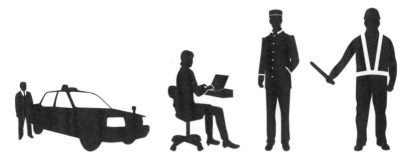

금관 악기 연주나 웨이트 트레이닝

앉아서 하는 일이나 서서 하는 일은 혈액 순환 장애로 항문에 부담을 주지만, 그 외에 복부에 심한 압력이 가해지는 운동도 조심해야 한다. 예를 들면, 웨이트 트레이닝, 자전거 타기, 승마 등의 운동 외에 트럼펫 등 금관 악기 연주도 배에 압력이 들어가므로 주의한다.

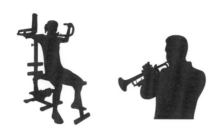

● 혈액 순환 장애를 예방하는 법

휴식과 자세 변경

정기적으로 휴식 시간을 갖고 몸을 움직이거나 다른 자세를 취한다.

도구 활용

앉아서 일하는 경우 도넛 방석이나 젤 쿠션을 추천한다.

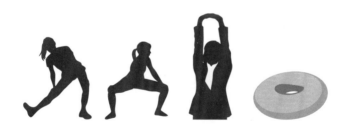

04

엉덩이
청결 유지

비데는 배변 후 엉덩이를 청결하게 유지시켜주는 훌륭한 위생 기기다. 그런데 현대인에게는 익숙한 비데를 과도하게 사용하면 생각지도 못한 문제가 초래될 수 있다.

비데의 올바른 사용으로
항문의 장벽 기능을 유지한다

일본 내각부의 '소비 동향 조사'에 따르면, 2021년 비데 보급률은 80.3%였다. 비데 애용자가 늘어나며 비데가 구비되지 않은 화장실을 이용하고 싶지 않아 하는 사람들도 많다.

항문 주변은 매우 민감한 부위다. 배변 후 대변이 제대로 닦이지 않은 채 남아 있으면 염증의 원인이 되거나 치질의 악화를 초래할 수 있다. 비데를 이용하면 엉덩이를 청결하게 유지하는 데 도움이 된다.

● 엉덩이 청결 유지 방법

배변 후 엉덩이 근육을 조인다

배변 시 점막이 밖으로 돌출되는 경우가 있다. 엉덩이 근육을 조여 점막을 몸속으로 들어가게 해야 한다.

엉덩이를 닦을 때 문지르지 않는다

엉덩이를 빡빡 문지르면 대변이 항문으로 들어가버리므로 휴지를 바짝 대고 부드럽게 닦아낸다.

비데나 샤워기를 이용한다

항문을 청결하게 유지하기 위해 배변 후 비데를 사용하거나 목욕할 때 샤워기로 씻으면 효과적이다. 대변을 닦을 때와 마찬가지로 약한 수압으로 부드럽게 씻는 것이 좋다.

단, 비데를 남용해서는 안 된다. 항문 주변의 피부는 피부막이라는 천연 유분으로 덮여 있다. 비데를 너무 많이 사용하면 이 피부막이 손실되며 항문을 보호하는 장벽 기능이 손상돼버린다. 결과적으로 나쁜 균이 증식하기 쉬워지고 항문에 가려움증이나 염증을 일으킬 수 있다.

이런 증상을 비데 증후군이라고 하며 최근 들어 계속 증가하고 있다. 일부에서는 변비가 있는 사람이 배변을 촉진하기 위해 자극할 목적으로 사용한다고 하는데, 이런 행위 역시 좋지 않다. 올바른 비데 사용법을 지키고 엉덩이에 부담을 주지 않도록 유의해야 한다.

● 비데 사용 시 주의 사항

과도한 비데 사용은 항문 주변 피부막에 손상을 유발한다

비데 물의 세기를 '강'으로 설정해 사용하거나, 항문을 씻는 시간이 길거나, 높은 수온으로 세척하거나, 세정기로 자극해 배변을 촉진하는 사람들은 주의해야 한다.

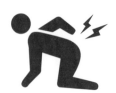

가려움증, 염증, 감염병 등을 일으킬 우려가 있다

피부막이 벗겨지면 항문 주위에 피부 질환이 발생하기 쉽다. 특히 여성은 비데를 과도하게 사용하지 않도록 주의해야 한다. 항문과 마찬가지로 외음부 가려움증이나 피부염의 원인이 돼 칸디다증이나 질염 같은 감염병에 걸릴 위험성이 높아질 수 있다.

기기 세팅을 적정하게 해둔다

물의 세기를 너무 강하게 하지 않아야 하며, 세척 시간
은 10초 이내여야 한다.

05

변비로 이어지는 불규칙한 생활

사람이 살아가는 데 필수적인 생명 활동은 자율 신경이 지배하고 있다. 그런데 불규칙한 생활을 하게 되면 자율 신경의 균형이 무너지고, 특히 장에는 변비라는 형태로 악영향을 미친다.

규칙적인 생활로 자율 신경의 균형을 맞춘다

불규칙한 생활은 만병의 근원이다. 생활 리듬이 깨지면 자율 신경의 균형이 깨지고, 자율 신경의 균형이 깨지면 여러 가지 이상 증상이 나타난다.

자율 신경은 장기의 활동, 혈관의 수축 관리 등 무

의식적인 생명 활동을 관장하는 중요한 신경계다. 장의 활동도 무의식적이며 자율 신경이 깊이 관여하고 있다.

자율 신경의 균형이 깨져 장의 활동이 나빠지면 부교감 신경이 과도하게 작용한다. 원래 부교감 신경은 장을 수축시켜 배변을 촉진하는 작용을 한다. 하지만 과도하게 작용하면 경련이 일어나 배변 활동이 나빠진다. 이것이 142쪽에서 소개한 경련성 변비의 원인이다.

● 불규칙한 생활과 장 건강

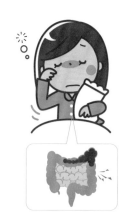

불규칙한 생활 습관

▼

자율 신경에 불균형 유발

▼

경련성 변비 발생

부교감 신경이 과도하게 작동하고
결장이 경련과 수축을 일으켜 대변이 장내에 체류한다.

경련성 변비를 막는 방법은 자율 신경을 조절하는 것이다. 바꿔 말해, 규칙적인 생활 습관을 가지면 이것이 변비 개선으로 이어지고, 자율 신경이 정상적으로 작동하면 배변에도 일정한 리듬이 생긴다. 이상적인 컨디션이라 하면, 기상 후 아침 식사를 마치고 나서 변의를 느끼는 것이다.

다음에 자율 신경을 조절하는 대표적인 방법을 소개해뒀으니 꼭 실천해보자.

● 자율 신경을 조절하는 방법

일찍 자고 일찍 일어나기

양질의 수면을 7시간 정도 취하면 자율 신경이 조절된다. 또 아침 햇살을 받으면 세로토닌 분비가 촉진된다. 세로토닌 분비는 수면에 필요한 멜라토닌 분비에도 관여하며 수면을 유도하므로 생활에 규칙적인 리듬이 생긴다.

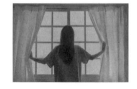

균형 잡힌 식사

균형 잡힌 식사에서 영양뿐만 아니라 식사 시간도 중요하다. 아침, 점심, 저녁 하루 세 끼를 먹는 것은 장에는 물론 자율 신경에도 좋은 자극을 준다. 단, 수면의 질을 높이기 위해 저녁 식사는 취침 3시간 전에 마치도록 한다.

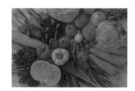

적당한 운동

운동 부족도 자율 신경의 균형이 깨지는 원인이 되므로 운동 습관을 기르는 것이 중요하다. 특히 아침에 적당한 운동을 하면 부교감 신경에서 교감 신경으로 순조롭게 전환된다. 산책이나 스트레칭 등 아침 운동 습관을 들여보자.

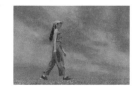

목욕

약간 미지근한 물(39~40℃)에 15분간 입욕하면 부교감 신경의 기능이 높아지고 수면의 질도 높아진다. 단, 온도가 너무 높으면 오히려 원활한 수면을 취할 수 없으니 주의한다.

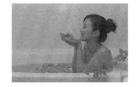

스트레스 받지 않기

스트레스를 받으면 코르티솔이나 아드레날린 같은 호르몬이 분비된다. 이 호르몬이 계속적으로 과도하게 분비되면 교감 신경만 자극되고 부교감 신경은 억제된다.

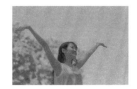

06 웬만하면 대변은 참지 않도록

변의를 너무 참으면 직장의 센서가 둔해져 변의를 느끼지 않게 된다. 뿐만 아니라 장내 환경이 악화돼 다른 병을 일으킬 가능성이 있다.

대변을 많이 참으면 심한 변비가 초래된다

앞서 설명했듯이 변의는 결장 반사나 배변 반사로 인해 발생한다. 다만, 변의를 느꼈다고 해서 언제든지 곧바로 화장실에 갈 수 있는 것은 아니다. 전철로 이동하는 중에, 또는 중요한 회의를 할 때 등 대변을 참을

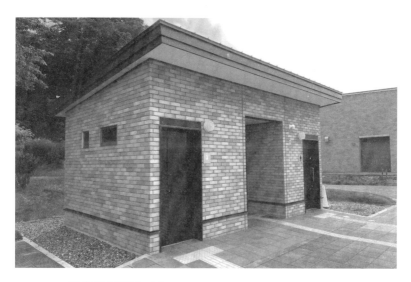

・　**야외에서 변의를 느껴도**
　공중화장실의 위생을 우려해 참을 때가 있다.

수밖에 없는 순간이 있다.

　우리는 외항문 괄약근 덕분에 변의를 참을 수 있다. 그렇지만 변의를 자주 참는 것은 위험하다. 너무 참으면 변의를 느끼지 못하는 체질이 돼버리기 때문이다.

　일상적으로 변의를 참으면 직장에 변이 쌓이는 상태가 계속된다. 직장벽에는 변의를 느끼는 센서인 압력 수용체가 있는데, 변이 쌓인 상태는 이 센서의 스위치가 켜져 있는 상태와 같다. 그런데 이 상태가 오래 지속되면 점차 직장이 자극에 익숙해져 센서의 감각이 둔해진다. 결과적으로 뇌까지 배변 명령을 내리지 않게 되며 변의를 느끼지 못하게 된다.

변의를 느끼지는 않지만 직장에는 변이 고여 있는 상태를 직장성 변비(P.142 참조)라 하며, 상당히 심각한 변비다. 직장성 변비가 생기면 유해균이 증가해 장내 환경이 나빠지기 때문에 다른 질병을 유발할 수 있다.

● 변의를 참으면 나타나는 악영향

변비의 원인이 된다

변의를 자주 참다 보면 직장이 둔감해져 변의를 느끼기 어려워진다.

치열의 원인이 된다

직장에 쌓인 변에서 수분이 빠져나가면 변이 딱딱해지고, 이런 변이 나오다 보면 항문이 찢어질 수 있다.

질병의 원인이 된다

변비로 유해균이 증가하며 장내 환경이 나빠진다.

직장에 변이 계속 쌓이면 수분이 빠져나가 배변하기 어려운 딱딱한 변이 돼버린다. 이런 상태에서 무리하게 배변을 시도하면 항문이 찢어져 치열(항문 열창)이 될 수 있다. 이 밖에도 대변을 너무 참으면 여러 가지 위험이 발생할 수 있다.

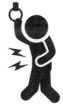

배변 리듬

자율 신경이 균형을 갖추면 배변 리듬이 일정해진다. 건강한 장 내 환경에서는 기상 후 아침 식사가 위장에 닿는 자극에 의해 변의가 발생한다. 매일의 배변 리듬을 파악하면 변의를 참을 필요가 없어진다.

07 식이 섬유는
장의 편

식이 섬유는 장에 좋은 영양소로 알려져 있지만 일반적으로는 식이 섬유가 부족한 식사를 하고 있다. 다시한 번 식이 섬유의 기능을 이해하고 일상적인 식사에 적용해보기를 권한다.

불용성:수용성=2:1이 이상적이다

식이 섬유는 물에 녹기 쉬운 수용성과 물에 잘 녹지않는 불용성, 2종류가 있다. 2가지 다 유익균의 먹이가 돼 장내 플로라의 균형이 유지될 수 있도록 도우며 그 외 다른 역할도 한다.

수용성 식이 섬유는 물에 녹으면 점성이 높아진다. 위에서 소장으로 천천히 배출되므로 섭취한 당질이 흡수되는 속도를 늦춰줌으로써 식후 혈당치의 급상승을 억제한다. 소장에서는 나쁜 콜레스테롤과 결합해 체외 배출을 도우므로 혈중 콜레스테롤 수치를 저하시킨다. 또한 수용성 식이 섬유는 불용성에 비해 유익균의 먹이가 되기 쉽다.

불용성 식이 섬유는 수분을 흡수해 팽창하는 성질이 있다. 장내에서 팽창해 장을 자극함으로써 연동 운동을 촉진하고 배변을 촉진시켜 장내 유해 물질을 몸 밖으로 배출시켜준다.

● 식이 섬유의 종류

수용성 식이 섬유

· **특징** : 물에 잘 녹는다.

· **작용**

유익균의 먹이가 돼 유익균의 증식을 돕는다.

식후 혈당치를 천천히 상승하게 한다.

혈중 콜레스테롤 수치를 낮춘다.

· **많이 함유된 식품** : 해조류, 과일, 곡류, 채소 등

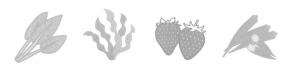

불용성 식이 섬유

- **특징** : 물에 녹지 않는다.

- **작용**

  수분을 끌어당겨 대변의 부피를 늘린다.

  장운동을 활발하게 만들어 배변 활동을 촉진시킨다.

- **많이 함유한 식품** : 버섯류, 콩류, 곡류, 채소, 해초 등

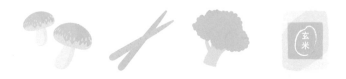

식이 섬유의 섭취량 비율은 불용성과 수용성의 비율이 2:1인 게 이상적이라고 한다. 보통은 불용성을 더 많이 섭취하는데 지금부터라도 수용성 식이 섬유의 섭취를 늘려 균형을 맞추도록 해보자.

● 20~60세의 식이 섬유 섭취량

식이 섬유 목표 섭취량(g/일)

나이	남성	여성
3~5세	8 이상	8 이상
6~7세	10 이상	10 이상
8~9세	11 이상	11 이상
10~11세	13 이상	13 이상
12~14세	17 이상	17 이상
15~17세	19 이상	18 이상
18~29세	21 이상	18 이상
30~49세	21 이상	18 이상
50~64세	21 이상	18 이상
65세 이상	20 이상	17 이상
임산부	–	18 이상
수유부	–	18 이상

(출처 : 일본 후생 노동성 〈2020년 일본인의 식사 섭취 기준〉)

식이 섬유 평균 섭취량

나이	남성	여성
1~6세	11.5	10.6
7~14세	18.1	16.6
15~19세	20	17
20~29세	17.5	14.6
30~39세	18.3	15.9
40~49세	18.3	16
50~59세	19.4	16.8
60~69세	20.6	19.8
70~79세	21.9	20.5
80세 이상	20.3	18
임산부	–	15.3
수유부	–	16.1

(출처 : 일본 후생 노동성 〈2019년 국민 건강 영양 조사 보고〉)

성인(특히 20~60세)은 남녀 모두

식이 섬유가 부족한 경향이 있으므로

식이 섬유를 더 많이 섭취하도록 노력하자.

08 술, 담배와 대장암 발병 위험

술과 담배는 백해무익하다. 술과 담배, 둘 다 좋아하는 사람은 대장암 발생률이 3배나 높아진다는 조사 결과가 나왔다.

술의 활성 산소와 담배 연기가 장 건강을 위협한다

일본 국립 암 연구 센터의 〈음주, 흡연과 대장암 발병 위험〉에 따르면 음주 및 흡연 습관을 가진 사람은 그렇지 않은 사람에 비해 대장암 발병 위험이 높다고 한다. 이 위험성은 남성에게서 특히 두드러진다.

220쪽의 그래프를 보면 하루에 360mL(우리나라의 소주 1병 - 옮긴이) 이상의 음주 습관을 가진 흡연자는 음주와 흡연을 모두 하지 않는 남성에 비해 대장암에 걸릴 위험이 3배나 높다. 단, 이 조사에서는 여성의 음주 습관이 낮아 명확한 발병 위험은 확인할 수 없었다. 그러나 여성도 과음을 하면 남성과 마찬가지로 위험성이 상승할 것이다. 흡연만 할 경우의 발병 위험은 남녀 모두 비흡연자의 1.5배이며, 성별 관계없이 위험성이 상승하는 것으로 나타났다.

음주로 암 발생률이 높아지는 이유는 활성 산소 때문이다. 술에 함유된 에탄올은 체내에서 분해돼 아세트알데히드가 된다. 이 아세트알데히드가 체내에서 분해될 때 활성 산소가 나와 세포 내의 DNA를 손상시켜 암에 걸리는 것으로 추측된다. 한편, 담배 연기에는 발암성 물질이 다량 함유돼 있다. 연기가 직접 닿는 목과 기관뿐만 아니라 대장 점막에도 발암성 물질이 검출된다는 점에서 담배가 인체에 얼마나 유해한지 잘 알 수 있다.

대장암의 위험을 낮추는 방법 가운데 가장 효과적인 것은 대장 내시경 검사다. 한 미국 의학 저널에 발표된 연구 결과에 따르면, 대장 내시경 검사를 받을 경우 대장암으로 사망할 위험이 무려 70%나 떨어진다고 한다. 대장암의 조기 발견 및 치료를 위해 40세 이후에는 5년에 한 번 대장 내시경 검사를 받도록 하자.

● 흡연, 음주와 대장암의 관계

흡연, 음주와 대장암 발병 위험(남성)

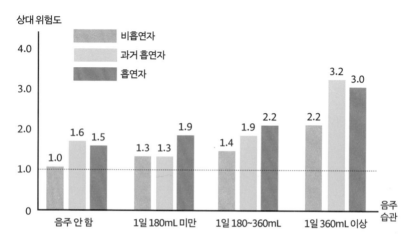

(출처 : 일본 국립 암 연구 센터 〈음주, 흡연과 대장암의 위험〉에서 발췌 - 음주 습관의 음주량
은 사케(일본식 청주, 보통 18도 - 옮긴이) 기준이며, 발병 위험은 비흡연자, 비음주자를 기준(1.0)
으로 한다.)

대장암 예방법

· 음주와 흡연을 하지 않는다.

· 염증성 장 질환에 걸리지 않도록 장 건강을 관리한다.

· 대장 내시경 검사를 정기적으로 받는다.

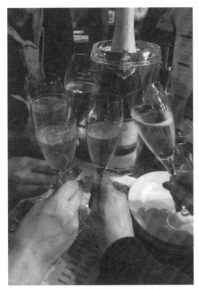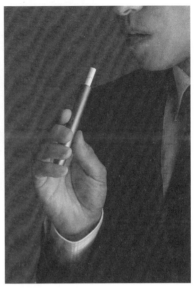

◆ 최근에는 음주와 흡연 둘 다 하지 않는 젊은이가 급증하고 있어,
미래에는 암 발생률의 추세가 달라질 수도 있다.

09 운동 습관과 장 건강

운동 부족 상태에서는 장 활동도 저하돼 장내 환경이 나빠진다. 적당한 운동으로 건강한 장을 유지하자.

스쾃은 출산 경험이 있는 여성에게 특히 더 좋다

적당한 운동은 근육에 자극을 줘 혈액 순환을 촉진시킨다. 복부의 혈액 순환이 촉진되면 장 기능이 활발해지므로 일상생활에서 운동은 반드시 필요하다.

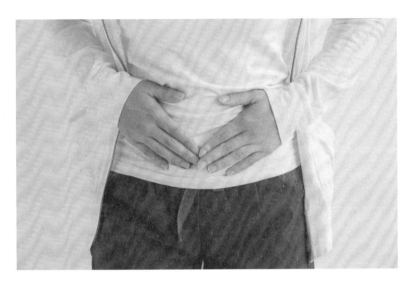

• **운동 부족으로 장의 연동 운동이 약해지면**
변비가 생겨 장내 환경이 나빠진다.

혈액 순환에 도움이 되는 대표적인 운동은 걷기, 스쾃, 마사지 등이다. 모두 추천하지만 특히 출산 경험이 있는 여성이나 중년 여성에게 골반 저근군을 단련할 수 있는 스쾃을 권장한다. 골반 저근군은 말 그대로 골반 바닥에 있는 근육군으로, 방광, 자궁, 직장을 지지해주고 배설을 조절하는 중요한 역할을 한다. 출산과 노화에 따라 골반 저근군이 눈에 띄게 쇠약해지는데 이를 개선하는 데에 스쾃이 매우 적절하다.

그 외에 허리를 비틀어주는 스트레칭도 효과적이다. 적당한 자극이 장의 연동 운동을 촉진시켜주기 때문에 아침에 일어나면 허리 주변의 근육을 스트레칭해주는 것이 좋다.

● 장 건강을 위한 운동

걷기

- **기준** : 매일 30분 정도
- 적당한 운동은 단연 걷기다. 걷

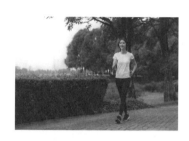

기 같은 유산소 운동을 30분 정
도만 해도 혈액 순환이 향상되
고 장요근이 단련돼 배변이 원
활해진다. 등을 펴고 어깨 힘을 빼고 리드미컬하게 걷는 것이 좋다.
아침에 걷기를 하면 자율 신경도 조절된다.

스쾃

- **기준** : 아침저녁으로 10회씩
- 하체에는 큰 근육이 많은데, 근
육을 단련하면 전신의 혈액 순
환이 촉진된다. 또 근육량이 증
가함에 따라 체온이 상승하고

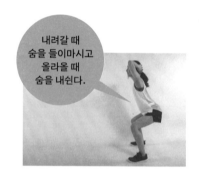

냉증이 개선되면 장내 환경이 좋아진다. 하체 근육을 향상시키는 데
에 스쾃이 효과적이다. 스쾃 동작 시 천천히 심호흡하면서 해보자.

마사지

- **기준** : 시계 방향으로 10회

- 양손의 손바닥을 겹쳐 배꼽에 얹고 원을 그리며 시계 방향으로 마사지한다. 대변이 막히기 쉬운 대장의 네 귀퉁이를 의식하며 마사지하면 효과가 있다.

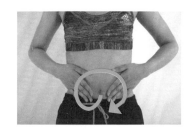

변의가 있는데 잘 나오지 않을 때는 화장실 변기에 앉아 있는 상태에서 해보기를 권한다.

● 바른 자세의 중요성

책상에 앉아 일하는 업무가 많은 사람은 자세를 수정하기만 해도 장을 건강하게 유지할 수 있다. 새우등 자세나 의자 등받이에 기대는 자세는 좋지 않다. 내장이 강하게 압박을 받고, 배 주위의 근력이 저하되며, 요통이나 어깨 결림 같은 통증을 유발하기 때문이다. 등을 펴고 골반을 세우도록 의식하며 앉는다.

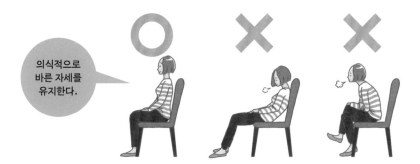

10 장에 좋은 '저 포드맵 식단'

저 포드맵 식단은 호주의 모나시대학교에서 개발한 식사법이다. 과민 대장 증후군 환자에게 효과적이라고 알려져 최근 주목 받기 시작했다.

과민 대장 증후군의 원인이 밝혀지다

과민 대장 증후군은 복통, 설사, 변비 등의 이상 증상을 동반한다. 일반 검사에서는 장의 이상 상태가 인정되지 않아 오랫동안 원인 불명으로 여겨졌다. 그러다가 이상 상태의 원인이 포드맵(FODMAP)이라는 당질군 때문이라는 사실이 밝혀졌다. 포드맵이란 소장에서 흡수하기 어려운 4가지 발효성 당질을 말한다.

● 포드맵

소장에서 잘 흡수되지 않고 남아 장내 세균에 의해 발효되는 당질군

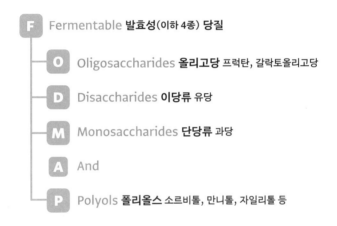

일반적으로는 장에 좋은 것들이지만, 과민 대장 증후군 환자의 경우 포드맵을 많이 섭취하면 증상이 악화된다. 그래서 최근 주목 받는 것이 '저 포드맵 식단'인데, 말 그대로 포드맵이 적은 식품을 섭취하는 식사법을 말한다. 서양에서는 안전하고 효과 좋은 치료법으로서 과학적 근거가 인정되고 있다. 과민 대장 증후군 환자들이 저 포드맵 식단을 3주간 유지했더니 80% 정도가 증상에 뚜렷한 개선을 보였다고 한다.

● 과민 대장 증후군과 포드맵

과민 대장 증후군 환자가 고 포드맵 식품을 섭취할 시

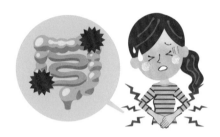

① 입으로 섭취한 포드맵이 소화 기관을 통해 소장으로 보내진다.

② 소장에서 흡수되기 어려우므로 소장 내 농도가 높아진다.

③ 소장 내 농도를 희석시키기 위해 과도한 수분을 끌어들인다. → 복통이나 설사 유발

④ 흡수되지 않은 포드맵이 대장으로 보내진다.

⑤ 대장 내에서 장내 세균의 먹이가 되고 빠르게 발효를 일으켜 대장 내 산성도가 높아진다. → 유해균 증가

저 포드맵 식단의 효과

· 저 포드맵 식단을 3주 이상 유지한 과민 대장 증후군 환자의 80%가 증상이 완화됐다는 연구 결과가 있다.

· 크론병, 궤양성 대장염 개선에 도움이 된다.

● 과민 대장 증후군 환자라면 절제해야 할 고 포드맵 식품

곡류	보리, 소면, 밀, 파스타, 호밀, 라면, 빵, 옥수수, 우동 등
고구마류, 콩류	토란, 콩류 전반, 고구마 등
채소류	아스파라거스, 셀러리, 콜리플라워, 양파, 그린피스(청완두), 부추, 고야, 마늘, 우엉, 파, 청대완두 등
과일류	아보카도, 망고, 무화과, 복숭아, 감, 리치, 자몽, 사과, 수박, 건과일, 배 등
유제품	우유, 블루치즈, 요구르트, 가공 치즈, 코티지치즈, 생크림, 크림치즈 등
육류	소시지
견과류	캐슈너트, 아몬드, 피스타치오 등
음료	과일류의 과일로 만든 주스, 우롱차, 럼주, 허브티, 달콤한 와인, 에너지 음료 등
조미료	올리고당, 고형 수프, 자일리톨, 발사믹 식초, 소르비톨, 두유, 벌꿀, 부용, 토마토케첩 등

● 과민 대장 증후군 환자에게 추천하는 저 포드맵 식품

곡류	쌀, 쌀가루, 오트밀, 현미, 쌀국수, 메밀면, 귀리, 곤약면, 옥수수 전분 등
고구마류, 콩류	감자, 목면 두부, 곤약, 고구마 등
채소류	오크라, 당근, 호박, 배추, 오이, 시금치, 무, 콩나물, 토마토, 양상추, 가지 등
과일류	딸기, 포도, 베리류, 귤, 오렌지, 멜론, 키위, 라임, 파인애플, 레몬, 바나나 등
유제품	버터, 체더치즈, 카망베르 치즈, 모차렐라 치즈, 파르메산 치즈 등
육류, 기타	고기 전반(햄과 베이컨 포함), 어패류 등
견과류	땅콩, 호두, 헤이즐넛 등
음료	홍차, 일본 술, 녹차, 위스키, 커피, 달지 않은 와인, 맥주 등
조미료	메이플시럽, 식초, 마요네즈, 두유, 올리브오일, 통조림 토마토, 카놀라유, 된장, 코코넛오일 등

(출처 : 모나시대학교의 저 포드맵 식이를 기초로 작성)

이상적인 배변 자세에 잘 맞는 화변기

위생 도기 제조업체 대기업 토토에 따르면, 양변기와 화변기(쭈그려 앉아 대소변을 보는 수세식 변기 - 옮긴이)의 출하 비율은 양변기 99.3%, 화변기 0.7%(2015년)였다. 이 중 학교의 경우, 공립 초등·중학교의 양변기 비율이 2016년 43.3%에서 2020년에는 57%로 증가 추세에 있다. 또 도쿄 올림픽과 2025년 오사카 엑스포 이어지는 외국인 여행객 수요를 대비해 공중화장실이 서양식으로 바뀌며 화변기를 볼 기회는 점점 줄어들 것이다. 하지만 해부학적으로 말하자면 사실상 이상적인 배변 자세를 취하는 데는 화변기가 더 적합하다. 앞서 소개했듯이 이상적인 배변 자세는 로댕의 '생각하는 사람' 조각상을 떠올리면 쉽다. 화변기에서 쪼그리고 앉아 배변을 할 경우 앞쪽으로 기울어진 자세가 돼 복부에 압력이 수월하게 가해질 수 있다. 그렇다 하더라도 양변기가 일반적인 현대에서 화변기에 거부감이 있는 사람도 많을 것이다. 60쪽에 소개한 자세에 화장실용 발판을 마련하면 화변기에 가까운 이상적인 배변 자세를 취할 수 있다.

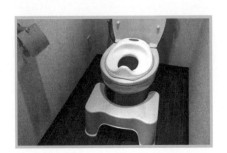

아이들이 배변 훈련을 할 때 사용하는 발판이다. 어른도 발판을 사용하면 화변기에 가까운 이상적인 배변 자세가 가능하다.

PART 5

대장 항문 건강을 해치는 행위

01 위험한 장난, 똥침과 관장

똥침은 '관장'에서 유래한 장난이다. 똥침과 관장 중 어느 쪽이 안전하냐는 질문을 받으면 관장이라고 대답하는 사람이 많겠지만 둘 다 위험하다.

관장을 잘못하면 직장에 천공이 발생할 수 있다

똥침과 관장의 목적은 완전히 다르지만, 항문을 자극한다는 점에서는 일맥상통하는 부분이 있고 두 행위다 예상 밖의 문제를 초래할 수 있다.

● 똥침을 하면 가해자가 된다?

똥침은 주로 아이들이 장난으로 하는 놀이다. 어린이의 힘으로 똥침을 할 경우에는 큰 문제로 발전하는 일이 드물다. 그렇지만 어른이 똥침 장난을 치다가 자칫하면 상대방의 항문을 다치게 하거나 자신의 손가락이 골절되는 등의 상황이 발생할 수 있다. 본인의 손가락이 골절됐다면 자업자득이겠지만 문제는 상대방을 다치게 한 경우다. 이 경우 상해죄나 폭행죄에 해당하고 이성에게 똥침을 했다면 강제 추행죄가 될 수도 있다. 똥침은 가해자(!)에게 사회적 리스크가 높은 행위라고 할 수 있다.

관장은 배변을 촉진하기 위해 직장 내에 글리세린액을 주입하는 처치를 말한다. 관장약을 구입해 직접 할 수도 있고 병원에서 처치를 해주기도 한다. 그런데 병원이라고 해서 늘 안전하지는 않다. 가끔 의

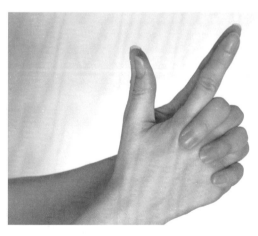

· 손가락으로 항문을 찌르는 똥침 행위를 하다가
힘 조절을 잘못하면 크게 다칠 수 있다.

료 종사자가 실수로 마개를 직장 내에 남기거나 직장을 손상시키기도 한다.

현재는 환자가 옆으로 누운 상태에서 관장이 이뤄지지만, 예전에는 화장실 안에서 서서 진행되기도 했다. 그런데 선 자세로 하는 관장은 직장 천공의 위험성이 있다. 언제든 관장 처치를 받을 수 있으므로 미리 알아두도록 한다.

● 관장 시 발생 가능한 문제들

튜브가 직장벽을 손상시킨다

의료 종사자가 힘 조절을 잘못하면 튜브 끝이 직장벽에 닿아 점막을 손상시킬 수 있다. 실제로 매년 관장 실수로 인한 직장 천공 사례가 보고되고 있다. 선 자세로 관장을 하면 장내를 손상시키는 경우가 많아 위험하다.

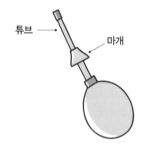

마개를 장내에 남겨둔다

의료용 관장 튜브는 대부분 마개가 붙어 있다. 의료 현장에서 관장을 할 때 이 마개를 환자의 직장 내에 남겨두는 문제가 보고되고 있다.

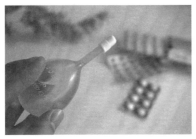
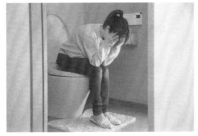

미주 신경 반사는 고령자에게 흔히 일어나는 반응이지만
주사 등의 원인으로 젊은 세대에게도 발생한다.

미주 신경 반사를 조심해야 한다

미주 신경 반사란 스트레스, 강한 통증, 배설 등에 의해 자극을 받으면 심박수 감소와 혈압 저하를 일으키는 생리적 반응이다. 일시적인 실신이나 심정지가 일어나는 경우도 있고, 사람에 따라서는 관장을 하면 미주 신경 반사가 일어나기도 한다. 집에서 혼자 관장하며 어지럼증 등이 일어나면 쪼그리고 앉거나 누워 안정을 취해야 한다.

02 상상을 초월하는 이물질 삽입

직장 이물질 삽입은 성적 기호 같은 이유로 항문에 이물질을 삽입해 꺼낼 수 없게 된 경우를 말한다. 이물질의 내역을 보면 참으로 광범위하다.

직장에 들어간 이물질을 꺼내지 못해 병원을 찾는 사람들이 생각보다 많다

일본 복부 구급 의학회 발표에 따르면, 직장에 삽입된 이물질 내역은 성적 기구가 가장 많다고 한다. 뿐만 아니라 다음 그래프와 같이 병류, 플라스틱 제품, 캔류 등 성적 기구 이외의 이물질도 높은 비율을 차지하고 있다.

● 직장에 삽입된 이물질

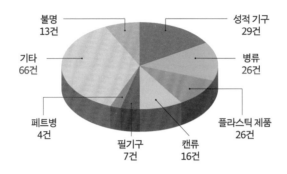

불명
13건

성적 기구
29건

기타
66건

병류
26건

페트병
4건

플라스틱 제품
26건

필기구
7건

캔류
16건

(출처 : 〈일본 복부 구급 의학회 잡지〉 33권 4호 '일본의 직장 이물질 보고 180사례(1983~2012년)'에서 발췌 작성)

대부분의 경우 성적 기구와 비슷한 형태의 이물질을 삽입하는 것으로 추측되지만, 그중에는 24cm나 되는 구둣주걱이나 500mL 석고, 심지어 옥수수나 팔 등 상식적으로 이해하기 힘든 거대 이물질을 삽입한 사례도 보고되고 있다.

이물질을 스스로 제거할 수 없는 경우 적출 수술을 위해 병원 신세를 져야 한다. 필기구처럼 가늘고 작은 이물질이라 하더라도 직장 안으로 완전히 들어가버리면 스스로의 힘으로는 꺼내기 어렵다.

● 거대 이물질의 직장 삽입 사례

사례 ①

· **이물질** : 구둣주걱(24cm), 철사(30cm)

· **환자** : 65세 남성

· 욕실 의자 구멍에 구둣주걱을 꽂아둔 걸
잊은 채 앉는 바람에 항문 안으로 들어갔
다. 구둣주걱을 꺼내려고 철사를 이용하다
가 출혈이 나 진료를 받았다. 철사가 S상
결장을 관통한 중상이었으나 개복 수술
후 입원 13일 만에 퇴원했다.

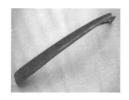

사례 ②

· **이물질** : 석고(18×6×6cm)

· **환자** : 32세 남성

· 자위를 하려고 미리 항문에 삽입해둔 콘
돔 속에 등유 펌프를 이용해 액체 상태의
석고 500mL를 주입했는데 배출되지 않아
응급 외래로 진료를 받았다. 전신 마취 후
개복 수술로 적출됐지만 직장 점막에 손상
을 입었다.

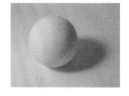

사례 ③

- **이물질** : 옥수수(5×18cm)
- **환자** : 47세 남성
- 변태 성행위를 하다가 파트너가 옥수수를 삽입해 발기할 수 없게 되자 진료를 받았다. 리스터 겸자로 옥수수를 잡고 하복부를 압박하며 적출했다. 다행히 뚜렷한 점막 손상은 보이지 않아 입원 4일 만에 퇴원했다.

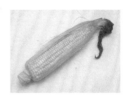

● 그 외 의외의 이물질 삽입

종류	크기	환자의 연령 및 성별
상지(팔)	–	49세 남성
세제 용기	6×21.5cm	67세 남성
샤워기 헤드	5×14cm	53세 남성
소시지	2×18cm	50대 남성
젖병	5.5×17cm	43세 남성
전동 칫솔	2.5×18cm	62세 남성

(출처 : 〈일본 복부 구급 의학회지〉 33권 3호)

03 생명을 위협하는 이물질 삽입

장은 상당히 민감한 장기다. 이물질 삽입으로 장내를 손상시켜 끝내 사망한 사례도 보고되는 만큼 두말할 필요 없이 위험한 행위다.

이물질 적출 수술 후
합병증 위험은 24%에 달한다

삽입한 이물질을 병원에서 적출하는 수술을 받을 때는 항문에 겸자 등을 넣고 꺼내는 방법과 개복 수술을 하는 방법, 2가지로 나눌 수 있다. 겸자 삽입으로 인해 장이 손상되는 것도 위험하지만 적출 수술 시에도 장이 손상될 수 있어 매우 위험한 행위다. 게다가 치료를 받고 나서 완전히 괜찮아지지 않는 경우도 있다. 실례로, 전지식 마사지기가 스위치가 켜진 상태로 직장에 들어갔는데 꺼내지 못해 환자가 결국 사망했다.

또 이물질이 삽입되면 합병증이 발생할 위험도 있다. 〈일본 대장 항문병 회지〉에 보고된 이물질 삽입 사례 104건 중 적출 후에 합병증이 발생한 것은 25건(24%)이었다. 대략 4명 중 1명꼴로 합병증이 확인된 것인데, 그 내역은 '점막의 짓무름 및 발적(8건), 점막의 열상(8건), 수술 후 마비성 장폐색증(4건), 직장 궤양(2건), 지연성 천공(2건), 항문 괄약근 파열(1건)' 등이었다.

● 이물질 삽입의 위험

직장 천공

천공이란 구멍이 뚫린 상태를 말한다. 이물질 삽입으로 직장이 손상되고 천공이 생기는 경우는 생각보다 흔하다.

인공 항문

이물질 삽입으로 직장 천공이 확인된 경우, 증상의 정도에 따라 이물질 적출 외에 인공 항문을 설치하는 경우가 있다.

이물질 삽입이나 적출 시의 점막 손상으로 수술 후 궤양, 천공, 괄약근 파열 등 다양한 합병증이 나타날 수 있다.

● 이물질 삽입 환자에 대한 병원 대응 예시

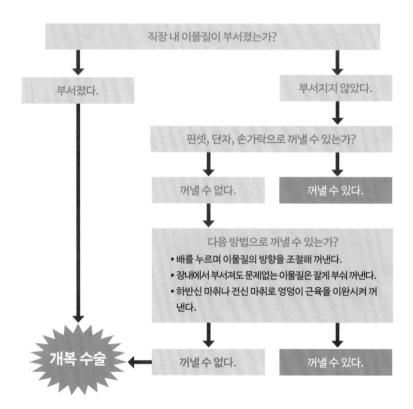

직장 내 이물질 삽입은 특별한 사례인지라 수치심 때문에 즉시 퇴원이나 귀가를 원하는 환자가 많다. 그래서 병원 측에서 충분히 관찰하기 어려운 경우도 많은데, 수술한 지 얼마 지나지 않아 천공이 확인되는 일도 있으므로 주의해야 한다. 또 수치심 때문에 내원을 망설이는 것도 문제다. 〈일본 대장 항문병 회지〉에 따르면, 이물질 삽입 후 내원할 때까지 평균 시간은 비천공 사례에서 43.8시간, 천공 사례에서 64.8시간이다. 병원에 늦게 갈수록 증상이 악화될 위험이 높아지므로 이물질을 삽입한 경우에는 되도록 빨리 진료 받기를 권한다.

04 공기 주입은 절대 금지!

압축된 공기를 동력으로 사용하는 에어 컴프레서(공기 압축기)는 다양한 현장에서 유용하게 사용된다. 하지만 그릇되게 사용함으로써 사건, 사고가 많이 발생하고 있다.

압축 공기의 위력은 가정용이라 해도 위험하다

에어 컴프레서는 타이어에 공기를 주입하거나, 청소 작업을 하거나, 건축 현장에서 못을 박을 때 등 다양한 현장에서 사용된다. 가정용 소형 타입은 1분당 약 38L, 산업용 소형 타입은 약 80L의 공기를 내뿜기 때

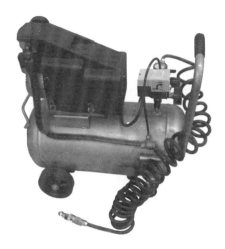

문에, 당연히 인체에 사용하는 것은 매우 위험하다.

하지만 안타깝게도 에어 컴프레서를 장난스럽게 사용하는 사례가 끊이지 않는다. 특히 항문을 향해 에어 컴프레서를 사용해 장내를 손상시킨 사건, 사고가 매년 보고되고 있다.

소형이라도 1cm²당 가해지는 압력은 10kg이며, 산업용은 그 10배 이상이다. 옷 위로 사용해도 매우 위험한데, 실제로 바지 위에 사용했다가 사망한 사례가 있다. 대부분의 동기는 짓궂은 장난인데 이로 인해 초래된 결과는 그야말로 대참사다. 사건, 사고가 일어날 때마다 제조사 측에서 경고를 하고는 있지만 사용자의 도덕성과도 깊은 관련이 있어 문제가 된다.

● 에어 컴프레서 관련 사건

2020년 3월 6일 / 중상

이바라키현 가미스시의 직장에서 남성 회사원이 동료 남성의 항문 부근에 업무용 공기 압축기로 체내에 공기를 넣어 중상을 입혔다.

2018년 7월 13일 / 사망

이바라키현 류가사키시에서한 남성(당시 34세)이 동료 남성의 항문에 에어 컴프레서로 공기를 주입했다. 체내에 주입된 공기가 폐 압박을 일으켜 피해 남성은 질식사했다.

2018년 3월 22일 / 중상

시마네현 하마다시의 배관 공사 현장에서 건설 작업원 남성(당시 28세)이 에어 컴프레서로 동료 남성(당시 54세)의 항문을 향해 옷 위로 공기를 주입해 직장에 중상을 입혔다.

2017년 7월 1일 / 사망

사이타마현 스기토정에 위치한 산업 폐기물 처리 회사의 남성 직원 2명이 동료 남성(당시 44세)을 누르고 업무용 공기 압축기로 항문을 향해 바지 위로 공기를 주입해 숨지게 했다.

교토부 가메오카시의 자영업자 남성(당시 28세)이 에어 더스트 건으로 남자 대학생(당시 22세)의 항문에 바지 위로 공기를 분사했다. 대학생은 직장에 여러 개의 구멍이 뚫리는 중상을 입었다.

항공 자위대 고마쓰 기지 소속 남성 대원 2명이 에어 컴프레서로 서로의 항문에 공기를 주입하며 놀다가 남성 중 1명이 극심한 복통을 호소했다.

● 나고야 형무소 '항문 방수 학대 사망' 사건

2001년 나고야 형무소에서 남성 수형자(당시 43세)가 다수의 교도관으로부터 폭행을 당해 사망했다. 교도관들은 남성을 제압하고 소방용 호스로 항문을 향해 물대포를 쏘았다. 남성은 항문 좌열창 및 직장 열개의 상해를 입고 다음 날 세균성 쇼크로 사망했다. 일반 소방용 수압보다 훨씬 낮았다고는 해도, 어쨌든 항문에 압력을 가하는 행위가 위험하다는 것은 분명한 사실이다. 교도관들은 무죄를 주장했지만 2011년 유죄 판결이 확정됐다.

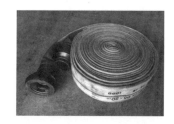

05 마약부터 금괴까지, 놀라운 항문 밀수

마약이나 금괴를 항문 속에 숨겨 들여오는 것을 항문 밀수라 한다. 최근 동아시아를 중심으로 일반인 운반책이 늘고 있다고 한다.

2.3톤의 금괴가 항문에서 나왔다?

2017년 5월 한국에서 4개의 밀수 조직이 얽힌 대규모 금괴 밀수 사건이 발각됐다. 운반된 금괴는 무려 2.3톤으로 엔화로 환산하면 113억5,000만 엔에 달한다. 이 사건에 관여했다가 적발된 운반책은 45명이었는

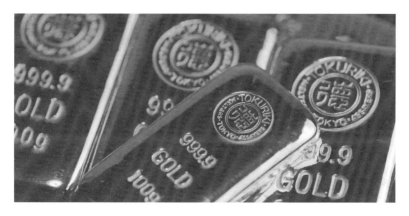

데, 그중 40명이 40~60대 일반인 여성이었다고 한다. 이 여성들은 금
괴를 항문에 숨겨 들여오는 항문 밀수 수법을 이용했다. 사건에 연루된
여성들은 2×3cm로 가공된 금괴를 1인당 5~6개씩 항문에 넣었다. 항문
밀수 교육을 받았다는 한국 여성의 말에 따르면, 열탕 소독한 금괴에
연고를 바르니 생각보다 쉽게 들어가서 놀랐다고 했다.

　이전까지는 전문 운반책을 통한 대량 밀수가 많았지만, 최근에는
출입국 기록이 적어 수상하게 여겨지지 않는 일반인이 운반책으로 고
용되는 경우가 많다. 실제로 동아시아에서는 일반인의 소행으로 추정
되는 밀수가 여러 건 확인됐다.

　항문 밀수는 마약을 운반할 때도 악용된다. 하지만 몸속에서 용기
가 파손될 경우 상당히 위험하다. 실제로 2019년 항문 밀수를 시도한
일본인 남성이 마약 과다 복용으로 사망한 사례도 있다.

● 최근 전 세계의 항문 밀수

밀수품 - 금괴 / 밀수량 - 227kg / 추정 금액 - 17억 엔 / 밀수처 - 한국, 일본

2015~2017년 한국과 일본에 금괴 227kg을 밀수한 한국인 남성(당시 60대)이 체포됐다. 이 남성은 여러 운반책과 함께 항문에 금괴를 숨기고 총 230회의 밀수를 결행했다. 2022년 2월, 남성에게 징역 1년 6개월에 벌금 6,850만 엔, 추징금 15억8,700만 엔이 부과됐다.

밀수품 - 금괴 / 밀수량 - 23kg / 추정 금액 - 1억700만 엔 / 밀수처 - 한국

2017년 한국인 여성(당시 40대)이 중국에서 한국으로 금괴를 밀수한 혐의로 징역 1년에 집행 유예 2년을 선고 받았다. 여성은 타원형 금괴를 항문에 넣는 수법으로 23회에 걸쳐 총 23kg의 금괴를 밀수했다. 이 여성은 운반책으로 밀수 건당 4~5만 엔의 보수를 받았다고 한다.

밀수품 - 코카인 / 밀수량 - 9.96g / 추정 금액 - 46만 엔 / 밀수처 - 마카오

2015년 9월 홍콩~마카오 간 고속선 페리 터미널에서 코카인 9.96g을 밀수하려던 홍콩인 남성(당시 22세)이 체포됐다. 코카인은 6개의 콘돔에 담겨 항문 안에 숨겨져 있었다. 그는 운반책으로 소매 가격의 10%인 4만7,000엔을 받을 예정이었다고 한다.

밀수품 - 코카인 / 밀수량 - 246봉 / 추정 금액 - 불명 / 밀수처 - 일본

2019년 5월 멕시코발 나리타행 여객기 내에서 일본인 남성(당시 42세)

이 이륙 직후 몸 상태가 좋지 않다고 호소한 뒤 사망했다. 부검 결과 위와 장에서 코카인 246봉이 발견됐으며, 사인은 마약 과다 복용으로 인한 심부전으로 밝혀졌다. 다량의 코카인을 몸속에 숨겨 밀수할 생각이었던 것으로 보인다.

밀수품 - 각성제 / 밀수량 - 55g / 추정 금액 - 약 330만 엔 / 밀수처 - 일본

2008년 6월 베트남에서 일본으로 입국한 재일 나이지리아인 남성이 각성제 밀수로 체포됐다. 남성은 나리타 공항에 도착한 후 각성제를 3개의 플라스틱 케이스에 나눠 자신의 항문 안쪽과 하복부에 숨겨 입국을 시도했다. 하지만 세관 검사에서 발각돼 적발됐다.

1분 상식

마약 밀수 시 최고형은 사형

일본에는 금괴 밀수 관련 처벌로 '10년 이하의 징역 또는 1,000만 엔 이하의 벌금(병과 가능)', 마약은 '10년 이하의 징역 또는 3,000만 엔 이하의 벌금(병과 가능)'이 있다. 한편, 마약 밀수를 하면 사형이 내려지는 나라도 있으며, 과거에 중국에서 각성제 밀수를 시도한 일본인이 현지에서 사형당한 사례도 있다.

06 이물질 삽입은 남성이 압도적

이물질 삽입자의 95%는 남성이다. 그런데 수치심 때문에 자세한 문진을 할 수 없는 경우가 많아 그들이 이물질을 삽입하는 명확한 이유를 밝히기 힘들다.

이물질 삽입자의 속내는 좀처럼 이해하기 어렵다

일본 복부 구급 의학회에 따르면, 이물질 삽입으로 의사의 처치를 받은 사람의 95%가 남성이었다. 왜 이렇게 남성에게 치우쳐 있을까?

● 이물질 삽입자의 95%가 남성

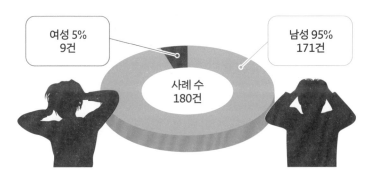

여성 5%
9건

남성 95%
171건

사례 수
180건

(출처 : 〈일본 복부 구급 의학회지〉 33권 4호 '일본의 직장 이물질 보고 180사례(1983~2012년)')

이물질 삽입을 한 남성의 사례에서 눈에 띄는 연령층은 중장년 (40~50대)이다. 어디까지나 가설에 불과하지만, 다음의 3가지 이유를 생각할 수 있다.

첫 번째는 성 기능 저하다. 중장년층은 나이가 들면 성 기능이 저하될 수 있다. 기존의 통상적인 자위 행위가 어려워질 가능성이 있어 성기능을 보완하기 위해 큰 이물질을 삽입하는 것이다. 두 번째는 고독감이다. 이물질 삽입 사례에 기혼 남성이 적지 않다. 오랜 결혼 생활로 관계가 시들해져 배우자와 사랑을 나누지 않는 경우가 꽤 있다. 그 외로움을 메우기 위해 과도한 자극이 필요했을 것이다. 세 번째는 상습화로 인한 이물질의 거대화다. 젊었을 때부터 항문에 이물질을 넣은 경우, 나이가 들어갈수록 행위의 강도가 심해져 이물질이 커졌을 가능성이 있다. 그 결과, 스스로 적출할 수 없을 정도의 이물질을 넣어버려 병원 진료를 받게 된 것이다.

이물질을 삽입한 사례에서는 반복적인 행동이 확인됐다. 과거에 스스로 이물질을 빼내지 못해 병원 신세를 지는 부끄러운 경험을 했음에도 멈추지 못하고 이물질 삽입을 반복하다가 다시 내원하는 것이다. 어쩌면 남성의 이물질 삽입은 뿌리 깊은 심리 문제와 관련된 것인지도 모른다.

몇 안 되는 여성의 사례는 자위 행위가 아니라 파트너가 삽입했다는 이유가 대부분이다. 성적 기구의 일부가 떨어져 내부에 남아 있는 경우도 보고되고 있는데 이는 상당히 위험하다. 성교 시 성적 기구를 사용할 때는 콘돔을 착용하는 등의 대응이 필요하다.

● **반복 패턴을 보이는 남성의 이물질 삽입**

보고 연도	연령 및 성별	동기	병력
2000년	39세 남성	자위	3년 후 직장에 이물질 삽입
2000년	42세 남성	자위	이물질 삽입한 과거 경력 있음
2000년	41세 남성	자위	2년 후 직장에 이물질 삽입
2000년	43세 남성	자위	이물질 삽입한 과거 경력 있음
2007년	30세 남성	불명	상습
2008년	71세 남성	불명	상습

(출처 : 〈일본 대장 항문병 회지〉 20권 3호)

● 여성의 이물질 삽입은 파트너가 원인

연령 및 성별	이물질	동기
27세 여성	바이브레이터	파트너가 삽입
23세 여성	바이브레이터	남편이 삽입
38세 여성	바이브레이터	성관계

(출처 : 〈일본 대장 항문병 회지〉 20권 3호)

07 이물질을 삽입한 황당한 이유들

이물질 삽입하는 이유 가운데 가장 큰 지분을 차지하는 것은 바로 자위 행위다. 그러나 그중에는 사실 여부가 의심스러운 이유도 보인다.

솔직하게 말하지 않으면 치료만 늦어질 뿐이다

일본 복부 구급 의학회에 따르면, 직장 내 이물질을 삽입하게 된 계기 중 가장 많은 것이 자위 행위로 절반가량을 차지했다. 그런데 고개를 갸웃하게 만드는 것은 그다음 순위인 '넘어져서'라는 응답이다. 특히 목

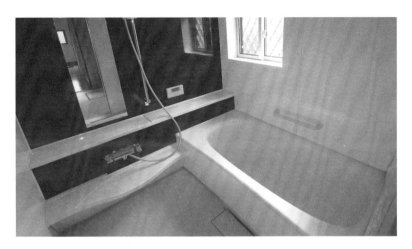

**넘어진 장소가 목욕탕이라고 대답한 사람이 많은데
사실일까, 아니면 변명일까.**

욕탕에서 넘어져 엉덩방아를 찧었다는 응답이 눈에 띄는데, 넘어질 때 엉덩이에 들어갔다는 이물질의 종류를 보면 고개를 갸웃하게 되는 물건들이 있다. 구둣주걱이나 젖병 같은 물건들이 바로 그것들인데, 이런 게 왜 목욕탕에 있었던 걸까.

　아마 이물질 삽입이라는 특이한 사례인 만큼 솔직한 계기를 털어놓는 것이 꺼려졌을 것으로 추측된다.

　환자 중에는 주된 증상으로 복통만 호소하고 이물질을 삽입한 사실을 숨기는 사람도 있다. 이런 행위는 병원이나 환자 모두에게 치료에 어려운 상황을 만들 수 있으므로 반드시 금해야 한다. 정확한 이유를 알려주지 않으면 의사가 적절한 처치를 하기 어렵다. 삽입된 이물질은 직장 내에 머무르는 시간이 길어질수록 신체를 손상시킬 위험이 커진다. 거대한 이물질이 삽입되면 소형 병원에서는 대응할 수 없어 상급 병원으로 전원해야 하는 경우도 있다.

수치심을 느낄 수는 있지만 자신의 건강을 위해서라도 솔직하게 말하기를 권한다.

● 절반이 자위 도중에 발생한 사고

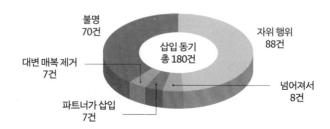

불명
70건

자위 행위
88건

삽입 동기
총 180건

대변 매복 제거
7건

넘어져서
8건

파트너가 삽입
7건

(출처 : 〈일본 복부 구급 의학회지〉 33권 4호 '일본의 직장 이물질 보고 180사례(1983~2012년)')

● 이물질 삽입에 대한 말도 안 되는 변명

이물질 : 구둣주걱

구둣주걱을 목욕탕 의자의 구멍에 꽂아뒀는데 깜빡 잊고 실수로 앉는 바람에 주걱이 항문으로 들어갔다(65세 남성).

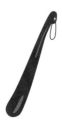

이물질 : 페트병

목욕을 하다가 엉덩방아를 찧었다(61세 남성).

이물질 : 젖병

목욕탕에서 엉덩방아를 찧었다(43세 남성).

이물질 : 위스키 잔

내기를 해서 삽입했다(58세 남성).

이물질 : 플라스틱병

배변 목적으로 삽입했다(56세 남성).

08 이물질 삽입에서 촉발된 분쟁

구 유고슬라비아 코소보에서 한 농부가 이물질을 삽입당한 사건이 일어났다. 사건인지 사고인지 진상을 둘러싸고 민족 간의 대립이 격화됐고 국가가 해체되는 결과를 초래했다.

유고슬라비아 분쟁의 발단은 이물질 삽입이었다

1985년 5월 1일, 유고슬라비아 코소보 지역에 거주하던 세르비아인 농부 조르제 마르티노비치라는 남성이 병원에 후송됐다. 그의 항문에는 유리병이 삽입돼 있었는데 직장 내에서 병이 깨져 상처를 입었다.

당초 그는 2인조 알바니아인에게 폭행을 당했다고 주장했지만 유고슬라비아군 조사에서는 자위 행위로 인한 사고라고 정정했다. 이후 군의관 조사에서 그가 혼자서 했다고 보기에는 설명할 수 없는 상처로 판단했으나, 또 다른 내과 의사는 역시 자위 행위에 의한 상처일 가능성이 높다고 결론짓는 등 여러 차례 사유가 번복됐다.

당시 유고슬라비아는 여러 민족이 모인 다민족 국가였다. 그중 코소보는 알바니아인이 대다수를 차지하고 있었고 소수파인 세르비아인을 배척하는 풍조가 있었다. 이 때문에 마르티노비치가 입은 상처의 진상을 둘러싸고 세르비아인과 알바니아인의 대립이 격화됐다. 세르비아계 신문사들은 마르티노비치의 토지를 탐내던 알바니아인이 범인일 것이라는 논조를 발표하는 등 양측의 관계는 나날이 악화됐다.

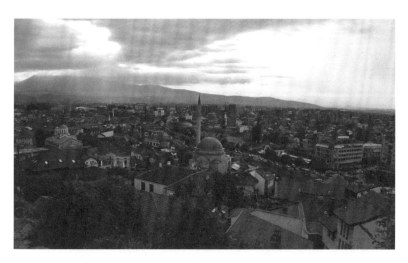

• **코소보 공화국은 1992년 유고슬라비아 연방이 붕괴된 후 세르비아의 자치주였다가 2008년에 독립했다. 하지만 세르비아 공화국은 코소보의 독립을 승인하지 않았다.**

결국 코소보에서 일어난 세르비아인과 알바니아인의 대립은 다른 지방과 민족으로 비화했다. 그러다 국가 전체가 휘말리는 유고슬라비아 분쟁으로 발전했고, 그 결과 1992년에 유고슬라비아 해체라는 파국을 맞이하고 말았다.

마르티노비치의 이물질 삽입이 사건인지 사고인지는 확실하지 않다. 그러나 국가가 해체되는 계기 중 중요 요소가 됐다는 것은 틀림없는 사실이다.

● 조르제 마르티노비치 사건

1985년 5월, 구 유고슬라비아 코소보 농촌에서 이물질 삽입 사건 발생

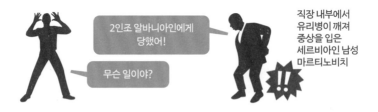

예전부터 사이가 좋지 않았던 알바니아인과 세르비아인의 민족 간 갈등 격화

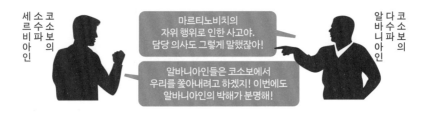

연방 전체를 끌어들인 분쟁으로 발전, 1992년 유고슬라비아 사회주의 연방 공화국 해체

발단이 된 이물질 삽입의 가해자가 확인되지 않아 사건인지 사고인지는 끝내 진상이 밝혀지지 않았다.

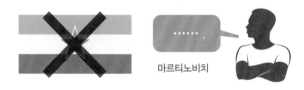

마르티노비치

09 항문의 이물질 삽입과 성적 쾌락

항문에 이물질을 넣었을 때 성적인 쾌락을 느끼는 이
유는 밝혀지지 않았다. 어디까지나 가설에 불과하지
만 짐작해볼 수 있는 이유를 소개한다.

민감한 점막에 대한 자극을 성적 쾌락과 혼동한 것이다

앞서 서술했듯이 직장에 이물질을 삽입하는 이유로
가장 많았던 것은 자위 행위였다. 그렇다고 해도 왜
항문에 이물질을 넣으면 기분이 좋다고 느끼는 걸까?
이에 대한 명확한 이유는 밝혀지지 않았다. 가설을 말

하자면, 전립선에 대한 자극과 음부 신경에 대한 자극, 2가지를 생각할 수 있다. 두 부위 모두 직장을 통해 자극을 전달할 수 있다. 어느 한쪽 혹은 양쪽에서 쾌락을 얻기 위해 직장에 이물질을 삽입했을 가능성이 있는 것이다.

소위 성감대라 불리는 부위는 입술이나 여성기, 남성기 등의 점막으로 덮여 있는 기관이 대부분이다. 직장도 민감한 점막으로 덮여 있기 때문에 이물질 삽입에 따른 자극을 성적 쾌락으로 느끼는 사람이 있을 수 있다.

● 항문과 쾌락에 관한 가설

가설 ① 음부 신경

음부 신경을 자극함으로써 쾌락을 얻는 것이다. 척수에서 분기해 음부로 연결되는 음부 신경은 손상되면 발기 부전이 발생할 수 있어 쾌락과 관계된다고 생각할 수 있다. 그렇기에 직장 삽입을 통해 음부 신경을 자극함으로써 쾌락을 얻을 수도 있다.

가설 ② 전립선

직장벽을 통해 전립선을 자극함으로써 쾌락을 얻는 것이다. 전립선은 남성에게만 있는 장기로 방광 바로 아래에 위치한다. 정자 운동을 활발하게 하는 기능이 있는데, 성감대 중 하나라는 설도 있다. 직장벽을 통해 전립선을 자극함으로써 쾌락을 얻을 가능성이 있다.

2022년 6월, 미국 인디애나대학교 연구팀이 흥미로운 논문을 발표했다. 그것은 여성이 어떻게 항문으로 쾌락을 얻게 되는지에 대한 조사 결과였다. 연구팀에 따르면, 항문 표면을 자극하면 쾌락을 느낀다고 응답한 여성은 40.3%, 항문 내부를 자극하면 쾌락을 느낀다고 응답한 여성은 34.6%였다.

다만, 항문 내부를 자극하면 쾌락을 느낀다고 대답한 여성 중 처음에는 쾌락을 느끼지 못했다는 응답이 67.7%인 점으로 보면, 횟수를 거듭할수록 쾌락을 얻게 되는 것 같다.

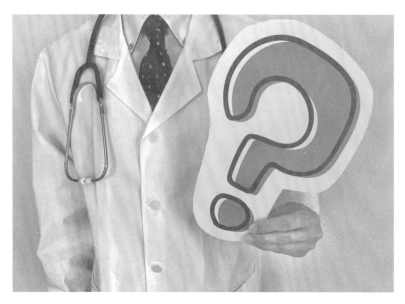

• **항문은 배설 기관이지**
성적 쾌락을 얻기 위한 부위가 아니다.

물론 직장에 대한 자극은 위험성이 크므로 추천할 만한 행위는 절대 아니다.

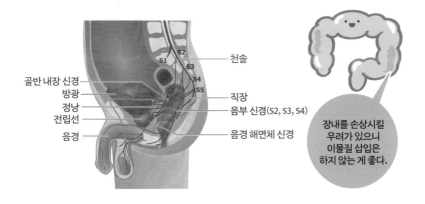

골반 내장 신경
방광
정낭
전립선
음경

S2
S1
S3
S4
S5

천솔
직장
음부 신경(S2, S3, S4)
음경 해면체 신경

장내를 손상시킬
우려가 있으니
이물질 삽입은
하지 않는 게 좋다.

항문과 쾌락의 관계성에 대해서는
사실상 밝혀지지 않았다.

10 항문 성교, 과연 괜찮을까?

일본인의 10%가 항문 성교를 경험한다고 한다. 역사적으로도 일본은 항문 성교에 관대한 사회였던 듯하지만 의학적인 측면에서는 권장할 수 없다.

항문 성교의 선호도는 남성이 여성의 3배다

〈젝스(Japan Sex Survey; JEX)〉에 따르면, 항문 성교를 경험한 적이 있는 사람 중 남성은 13%, 여성은 11.6%로 남성이 많았지만 큰 차이는 보이지 않았다.

한편, 항문 성교를 기분 좋다고 느낀 것은 남성이

3.9%인데 비해 여성은 1.3%로 그 차이가 3배나 났다. 남녀 간 항문 성
교에서 삽입하는 쪽과 상대방 쪽이 상반된 입장에서 느끼는 방식에 차
이가 있다는 것을 알 수 있다.

● 항문 성교 경험자

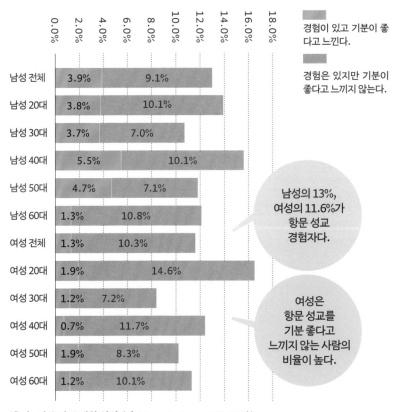

경험이 있고 기분이 좋
다고 느낀다.

경험은 있지만 기분이
좋다고 느끼지 않는다.

남성의 13%,
여성의 11.6%가
항문 성교
경험자다.

여성은
항문 성교를
기분 좋다고
느끼지 않는 사람의
비율이 높다.

	경험이 있고 기분이 좋다고 느낀다.	경험은 있지만 기분이 좋다고 느끼지 않는다.
남성 전체	3.9%	9.1%
남성 20대	3.8%	10.1%
남성 30대	3.7%	7.0%
남성 40대	5.5%	10.1%
남성 50대	4.7%	7.1%
남성 60대	1.3%	10.8%
여성 전체	1.3%	10.3%
여성 20대	1.9%	14.6%
여성 30대	1.2%	7.2%
여성 40대	0.7%	11.7%
여성 50대	1.9%	8.3%
여성 60대	1.2%	10.1%

(출처 : 일본 가족 계획 협회 〈젝스(Japan Sex Survey; JEX) 2020〉)

항문 성교는 결코 권장할 수 있는 행위가 아니다. 앞서 설명했듯이 항문 성교는 일반 성교보다 성병의 위험이 높기 때문이다. 하지만 일본에는 항문 성교를 금지하는 법령 같은 것은 없다. 역사를 돌이켜봐도 일본의 유곽에서 이성 간의 항문 성교나 슈도(衆道; 와카슈도의 약칭, 남성 간 동성애)라는 남색 문화가 존재하는 등 비교적 관용적이었다고 할 수 있다. 반면, 해외의 기독교권이나 이슬람교권 등에서는 금기시됐다. 최근 기독교권은 예전만큼 엄격하지는 않은 것 같지만 이슬람교권에서는 여전히 금지하는 지역이 남아 있다.

● 시대와 문화가 서로 다른 항문 성교의 위상

소도미

소도미는 항문 성교를 포함한 부자연스러운 성행위를 금지하는 개념이다. 소도미(성도착증)의 어원은 성서에 등장하는 타락하고 멸망한 마을 소돔이다. 소돔과 고모라, 그리고 주변 마을의 사람들이 음란함에 빠져 부자연스러운 육체를 좇았다는 이유로 영원한 불의 형벌을 받음으로써 사람들에게 본보기가 됐다(《신약 성서》 유다의 편지 1장 7절).

부자연스러운 성행위

· **항문 성교** : 예전에는 기독교나 이슬람교 문화권을 중심으로 항문 성교를 법으로 금지하는 나라가

많았다. 다만, 최근 기독교 문화권에서는 항문 성교를 금지하는 법률을 철폐하는 나라가 늘고 있다.

- **소년애** : 성인 남성과 사춘기 소년 사이의 연애 관계를 말한다.
- 수간… 등

일본 항문 성교의 역사

일본의 남색 문화인 슈도는 헤이안 시대에 여인 금제(여성의 출입을 금지)에서 생활한 승려와 궁정 귀족 사이에서 유행했던 것 같다. 그 후 무로마치 시대에 들어서며 무가 사회에도 퍼졌던 것으로 짐작된다.

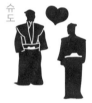

슈도

한편, 이성 간에는 아즈치 모모야마 시대에 유곽이 성립돼 유녀(기생)와 항문 성교를 즐기는 손님도 일부 있었다고 한다.

유곽

11 항문 성교는
병을 유발한다?

항문 성교로 인해 걸리는 성병은 일반적인 성교로도
감염된다. 하지만 감염될 위험성은 항문 성교 쪽이 더
높다.

효과적인 감염 예방법은
항문 성교를 하지 않는 것이다

항문은 매우 민감한 기관이다. 이미 설명했듯이 무리
한 이물질 삽입은 물론 관장의 튜브로도 천공될 수 있
다. 마찬가지로 항문 성교도 직장을 손상시킬 위험이
높다.

또 직장의 점막은 질의 점막보다 얇기 때문에, 항문 성교는 일반 성교보다 삽입할 때의 마찰로 인해 손상되기 쉽고 상처를 통해 성병에 감염되기 쉽다.

성병은 주로 인체의 점막(음경, 질, 항문, 요로 등)을 통해 감염되는데, 음모슬증, 요도염 등 비교적 증상이 가벼운 질환부터 에이즈, 항문암 같은 중병까지 다양하다.

● 항문 성교로 걸리는 주요 질병

요도염

점막의 직접 접촉으로 감염된다. 남성은 배뇨 시 통증, 요도에 가려움증이 생기지만 여성은 증상이 가벼워 무증상인 경우도 많다. 다만, 여성은 불임이나 유산의 원인이 될 수 있다.

음모슬증

음모와의 직접 접촉 외에 의류나 침구를 통해서도 감염되며 감염 부위에 가려움증이 생긴다. 방치하면 증상이 지속되거나 악화될 수 있다. 주요 치료법은 면도와 세발이다.

매독

성기, 입 등 감염 부위에 붉은 응어리나 염증이 생긴 후 발열과 발진 등이 나타난다. 치료하지 않고 방치하면 신경 이상이나 사망에 이를 수 있다.

에이즈

혈액이나 체액을 직접 접촉하면 감염된다. 잠복기는 평균 10년 정도이며 발병하면 면역 결핍이 진행된다. 기회 감염증이나 악성 림프종 등이 발병해 사망에 이른다.

첨규 콘딜롬

피부나 점막의 직접 접촉으로 감염된다. 성기나 항문 주위에 종기가 생기는데 20~30%는 3개월 안에 치유된다. 다만, 종기가 악성으로 바뀔 수 있다.

항문암

성기, 점막의 접촉을 매개로 발암성 인유두종 바이러스에 감염되면 항문암을 비롯해 자궁 경부암, 외음암, 음경암 등의 발병 위험이 높아진다.

성병을 방지하는 방법은 점막 간의 접촉을 줄이는 콘돔을 사용하는 것이다. 그러나 콘돔으로 모든 성병을 예방할 수는 없다. 그러니 항문 성교를 하지 않는 것이 가장 좋은 예방법이라 할 수 있다.

최근 매독 감염자가 확대되는 요인으로 SNS를 매개로 한 불특정 다수와의 성관계가 지적되고 있다. 항문 성교뿐만 아니라 파트너를 선택할 때도 충분히 주의해야 할 필요가 있다.

● 매독 감염자의 급증

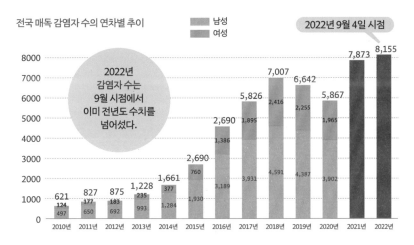

전국 매독 감염자 수의 연차별 추이

■ 남성
■ 여성

2022년 9월 4일 시점

2022년 감염자 수는 9월 시점에서 이미 전년도 수치를 넘어섰다.

(출처 : 2010~2020년은 일본 후생 노동성 〈성 감염증 보고 수〉에 의거 작성. 2021년과 2022년은 국립 감염증 연구소의 발표)

2021년 전국 매독 감염자는 7,873명으로, 현행 조사 방법이 도입된 1999년 이후 최다 감염자 수다. 그러나 2022년에는 전년도를 웃도는 속도로 감염이 확대됐다. 9월 4일 시점에서 8,155명에 달해 사상 최다를 계속 갱신하고 있다. 원인은 SNS 보급에 따른 만남의 다양화, 피임 기구를 이용하지 않은 성행위 및 항문 성교 등으로 짐작된다.

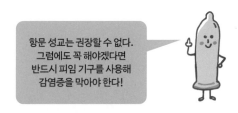

항문 성교는 권장할 수 없다. 그럼에도 꼭 해야겠다면 반드시 피임 기구를 사용해 감염증을 막아야 한다!

SPECIAL PART

항문과 장에 대해
더 알아보기

- 소화기과 의사 아카하네 다쿠야

대장은 여자가 길고
항문관은 남자가 길다

50쪽에서 소개했듯이 남성과 여성은 하반신 구조가 다르다. 장의 길이에도 성차가 있어 일본 소화기 내시경 학회에 따르면, 50세 이상 대장의 길이는 평균적으로 남성이 154.3cm 여성이 155.2cm다. 0.9cm의 근소한 차이이지만 여성의 대장이 더 길다는 것을 알 수 있다. 다만, 평균 신장은 남성이 10cm 이상 크다는 점을 고려하면 여성의 대장이 비교적 길다고 할 수 있다.

장은 남녀 모두 나이가 들수록 길어진다. 장이 길수록 대변이 더 정체되기 쉬우므로 남자보다 여자가 변비로 고생하는 사람이 많고, 또 젊은 사람보다 고령자가 변비에 걸리기 쉬운 경향이 있다.

그 외 여성에게 변비가 많은 이유로 51쪽에서는 황체 호르몬(프로게스테론)을 언급했다. 호르몬 작용에 의해 장내 수분이 줄어들어 대변이 딱딱해지는 것이 원인인데, 특히 생리 전에는 황체 호르몬 분비가 많아지므로 변비가 생기기 쉽다. 게다가 여성은 임신 중이나 수유기에도 수분이 부족해지기 쉬우므로 이 시기에는 수분을 충분히 섭취해야한다.

성별에 따라 걸리기 쉬운 항문 질환은 변비 외에 치질을 들 수 있다. 앞서 언급했듯 항문 열창(치열)은 여성에게 많고 치루는 남성에게 많다. 치핵에 걸리기 쉬운 정도는 성별과 상관없지만 발생 원인에는 차이가 있다. 일반적으로 여성은 점막이 처져서 생기는 치핵(점막탈형)이 많고, 남성은 배에 힘을 줘 혈관이 지나치게 발달하는 치핵(정맥류형)이 많다.

같은 초식 동물도
소화 기관의 구조가 다르다

장의 길이는 성별뿐만 아니라 종족에 따라서도 다르다. 167쪽에서 설명한 대로 육식 동물은 장이 짧고 초식 동물은 장이 긴 경향이 있다. 그러나 같은 초식 동물이라도 소화 방법에 따라서 소화 기관의 구조가 다르다.

예를 들어, 말을 비롯한 기제류는 소화할 때 맹장이 중요한 역할을 한다. 초식 동물인 말의 맹장에는 식물의 셀룰로오스 분해를 돕는 장내 세균이 대량 서식한다. 그래서 말의 맹장은 길이가 무려 1m나 된다. 사람의 맹장이 겨우 5~6cm에 불과한 데 비해 그 차이가 뚜렷하다. 참고로 맹장 가까이 있는 충수에는 면역 기능이 집중돼 있다. 맹장은 다수의 균을 가지고 있는데 가까이에 면역의 거점인 충수를 둠으로써 생존에 유리하게 작용하는 것으로 짐작된다.

한편, 소는 맹장에서 소화를 시키는 것이 아니라 '반추'라는 방법으로 소화를 한다. 반추란 되풀이한다는 의미로, 한번 삼킨 풀을 위에서 입으로 꺼내 다시 씹는 행위(반추)를 반복함으로써 소화가 잘 되게 한다. 소는 4개의 위를 가지고 있지만, 사람의 위와 같은 소화 기능을 가진 것은 4번째 위뿐이다. 1~3번째 위는 모두 식도가 변한 기관으로, 소화 기능이 아니라 먹이를 분해하거나 반추하기 위한 펌프 기능을 한다.

●●●●

장은 얼마나 절제할 수 있을까?

장에 관련된 질병은 다양하다. 암 등 생명에 관련된 증상인 경우 환부인 장을 절제하기도 한다. 하지만 장은 영양을 흡수하는 중요한 기관이며 사람이 살아가는 데 필수적이다. 그렇다면 장을 어느 정도까지 적출해도 괜찮을까?

궤양성 대장염에서 대장암으로 진행되면 대장 전체를 적출하는 경우가 많다. 대장 전체를 적출할 때 긴급 수술이라면 회장을 막고 인공 항문(P.64)을 만들기도 한다. 그러나 일반적으로는 소장의 끝을 접어 이어줌으로써 대변을 저장하는 주머니(J 파우치)를 만들어 항문과 연결한다. 인공 항문은 영구적으로 사용하기도 하고, 일시적으로만 사용하고 폐쇄 수술을 한 뒤 새로 소장과 항문을 연결해 배변 기능을 되찾을 수도 있다.

대장뿐만 아니라 소장도 절제해야 하는 경우는 어떨까? 의학적으로는 소장을 80cm 이상 남길 수 있느냐 여부가 관건이다. 소장을 80cm 이상 남길 수 있다면 현재와 비슷한 일상생활을 할 수 있다. 다만, 소화가 충분히 되지 않아 설사가 잦고 영양소도 충분히 흡수하지 못하기 때문에 정기적으로 수액을 맞아야 한다. 장이 80cm 미만이 되면 IVH(중심 정맥 영양) 조치가 필요하다. IVH란 쇄골 밑에 있는 굵은 정맥에 카테터를 삽입해 영양 수액을 주입하는 방법이다. IVH를 이용한 영양 보급은 거의 매일 이뤄져야 하므로 생활이 상당히 제한될 수밖에 없다.

다행히 사람의 장은 소장과 대장을 포함해 대략 8m나 되므로 실제로 90% 이상 적출해도 생명 활동을 유지할 수 있다. 의학의 힘도 대단하지만 무엇보다 인체의 생명력에 놀라움을 금할 수 없다.

대장 내시경 검사가 대장암으로 인한 사망 위험을 줄였다

일본 국립 암 연구 센터에 따르면, 일본인의 대장암 발병률은 남성 10명 중 1명(약 10%), 여성 13명 중 1명(약 7.7%)이다. 신규 암 환자 수 중 가장 많은 것이 대장암이고 암으로 인한 사망자 수도 폐암에 이어 2번째로 많다.

하지만 대장암은 조기에 발견하기 쉬운 암이며, 적절한 검사를 받으면 사망 위험을 줄일 수 있다. 대장암 검진에는 대변 잠혈 검사(P.114)와 바륨 관장 검사 등이 있는데, 가장 효과적인 것은 대장 내시경 검사(P.118)다. 118쪽에서도 소개했듯이 대장 내시경 검사를 받으면 대장암 사망 위험이 70%나 줄어든다. 대장암의 단계는 0~4로 5단계인데 0기의 5년 생존율은 97.9%이며, 1기에서도 95%로 매우 높다.

대장암은 40세부터 발병 위험이 높아지므로 40세부터 검진을 시작할 것을 권장한다. 다만, 가족 중 30대나 40대에 대장암에 걸린 사람이 있거나 혈변 등으로 인해 우려되는 증상이 나타날 경우 30대부터 검진할 것을 권장한다.

대장 내시경 검사에서 선종 폴립이 2개 이하면 저위험, 3개 이상이면 고위험으로 진단한다. 재검진을 받는 시기는 저위험일 경우 5~10년 후, 고위험일 경우 3년 후가 기준이다. 검진 비용은 1만5,500엔(우리나라는 10~20만 원(수면 대장 내시경은 20~30만 원))이며, 가입 보험에 따라 자기 부담 비용이 변동된다. 경우에 따라 보험 진료를 이용할 수 없어 다소 고액이 드는 자비 검사를 해야 할 수도 있다.

●●●●●

각자의 장에 맞는 생활이 있다

최근 장의 중요성이 널리 알려지며 '장활(腸活; 장 살리기)'이라는 개

넘도 덩달아 떠오르고 있다. 이 책에서도 유산균(P.180), 식이 섬유(P.214) 같은 식사 측면, 자율 신경(P.206), 운동(P.222) 같은 생활 측면 등에서의 장활에 대해 소개하고 있다.

단, 장내 플로라(P.170)에 대해서는 보충할 내용이 있다. 성인의 장내 플로라는 거의 고정돼 있어 크게 변하지 않는다. 바꿔 말하면, 요구르트나 프로바이오틱스 제제 등을 통해 유산균이나 비피더스균을 섭취해도 장내에 살아서 정착하지 못하고 며칠 만에 배설돼버린다.

그렇다면 유산균이나 비피더스균을 섭취하는 것은 쓸데없는 일일까? 물론 절대 그렇지 않다. 매일 꾸준히 섭취하면 장에 정착하지 못하더라도 배설되기 전까지 장내에 머물러 유익균과 그 먹이로서 장내 환경을 개선하는 데 기여하기 때문이다.

다만, 저 포드맵 식단(P.226)에서도 설명했듯이 과민 대장 증후군이 있는 사람들은 주의가 필요하다. 일반적으로 장에 좋다고 알려진 음식은 소화가 잘 안 되는 것들이 많다. 과민 대장 증후군을 앓고 있는 사람에게는 이러한 음식이 장에 부담이 돼 설사나 변비를 일으킨다. 장활을 의식하며 식생활을 하는데도 전혀 증상이 개선되지 않는 사람은 과민 대장 증후군이 의심되므로 병원에서 진단을 받거나 저 포드맵 식품 섭취를 추천한다.

최근에는 글루텐 프리라는 용어도 많이 들을 수 있다. 글루텐 프리는, 밀, 보리, 호밀 등에 함유된 글루텐은 소화가 잘 되지 않아 장에 부담을 주므로 섭취를 피하거나 섭취량을 줄이자는 식이 요법이다. 글루텐을 섭취하면 설사와 피로감 등을 일으키는 글루텐 불내증이라는 병이 있다. 글루텐 불내증 환자들에게는 당연히 글루텐 프리 식품이 효과적이나, 모든 사람에게 해당하는 것은 아니다. 즉, 글루텐이 소화가 잘되지 않는 것은 사실이지만 결코 먹으면 안 되는 식품은 아니다.

장과 궁합이 잘 맞는 음식은 사람에 따라 다르다. 최근 화제가 되고 있어서, 친구가 장활을 해서 몸 상태가 좋아졌다고 하니까 따위의 이유로 맹신하지 말고 자신에게 맞는 식사와 생활을 찾는 것이 중요하다.

●●●●

거대한 이물질을 삽입해 느슨해진 항문 괄약근은 원래대로 돌아가지 않는다?

파트 5에서 이물질 삽입에 대해 설명했고, 실제로 진료를 보며 이물질을 삽입한 환자를 만나기도 했다.

기억에 남는 이물질은 20cm 길이의 플라스틱 뜨개바늘이다. 대바늘이라고 해도 될 만큼 큰 바늘을 둥근 끝부분부터 삽입한 것 같은데 결과적으로 대바늘 전체가 장내로 들어가버려 꺼낼 수 없게 된 것이다. 뜨개바늘은 반대쪽 끝부분이 젓가락처럼 가늘고 뾰족해 자칫하면 장에 구멍을 낼 수 있는 매우 위험한 이물질이다.

뜨개바늘은 지름 1cm도 안 되는 가느다란 이물질이지만, 장내 이물질 삽입이 습관화된 사람 가운데에는 지름 5cm가 넘는 거대 이물질을 삽입하는 경우도 적지 않다. 항문을 무리 없이 확장할 수 있는 크기는 지름 35mm 정도(P.56)인데, 팍스 항문 개창기라는 기구로 인위적으로 확장하면 9cm 정도까지 넓힐 수 있다.

장기간에 걸쳐 거대한 이물질을 반복해 삽입하면 항문 괄약근이 느슨해진다. 근육이 느슨해지면 변실금의 위험이 높아지지만 항문 금제(변이 새지 않는 것)는 항문 괄약근만으로 유지되는 것은 아니다. 항문은 쿠션 역할을 하는 치핵 조직(치정맥총)(P.45)이 있어 금제가 유지될 수 있다. 따라서 약간 이완됐다고 바로 변실금이 생기지는 않지만, 장기간에 걸쳐 이물질을 삽입하면 노화에 따른 근력 저하로 변실금의 원인이 될 가능성이 높아진다.

변실금의 치료 방법은 원인에 따라 다른데, 항문 괄약근 이완이 원인인 경우 근력을 회복해야 한다. 항문 조이기 운동을 계속하면 다소 개선될 수도 있지만 좀처럼 낫기 어렵다. 그럴 때는 천골 신경 자극(P.101)이라는 치료가 있다. 천골 신경에 심장 박동기 같은 전기 자극 장치를 삽입하고 인공적으로 자극해 항문 괄약근을 조임으로써 실금을 막는 방법이다. 전신 마취를 동반하는 수술을 해야 하므로 호기심이나 쾌락의 대가를 톡톡히 치르게 된다.

한편, 작은 이물질이라도 위험한 것이 자석이다. 여러 개의 자석이 장내에 들어갈 경우 장을 끼우듯이 자석이 붙어버릴 수 있다. 시간이 지나면 자석 주위가 뚫려 장벽들끼리 들러붙는 경우도 있다.

항문 성교를 할 때는
부디 안전 대책을 강구하자

이물질 삽입과 마찬가지로 항문이나 장에 부담을 주는 행위가 항문 성교다. 직장은 매우 민감해 피부에 비해 상당히 손상되기 쉬운 장기다. 또 대변이나 세균 등의 위생적인 측면뿐만 아니라 성 감염증의 위험을 생각하면 의사로서는 추천하기 어렵다.

항문에 물건을 넣으면 왜 쾌락을 느낄까? 264쪽에서도 소개했듯 이 쾌락을 느낄 수 있는 이유는 밝혀지지 않았다. 남성과 여성의 성기에 의한 본래의 성교는 쾌락을 수반하는 행위다. 그 이유는 종의 보존과 관련되기 때문이다. 항문 성교는 종의 보존에 기여하는 행위가 아님에도 기린, 돌고래, 갈매기, 펭귄 등 인간 외에 수컷끼리 항문 성교를 하는 동물이 다수 확인됐다. 어쩌면 항문 성교에 종의 존속과 관련된 비밀이 있을지도 모르지만 현재까지 과학적, 의학적으로 밝혀진 바는 없다.

현대는 성 소수자를 비롯한 성의 다양화를 외치는 시대다. 항문 성교를 추천할 수는 없지만 막연히 부정할 수도 없다. 따라서 항문 성교를 원한다면 관장을 해 직장 내를 청결하게 한 후 반드시 콘돔을 착용하는 등 충분한 안전 대책을 취해야 한다.

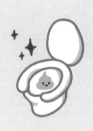

배출 혁명

1판 1쇄 인쇄 2024년 8월 14일
1판 1쇄 발행 2024년 8월 30일

감수 아카하네 다쿠야
옮긴이 박유미

발행인 황민호
본부장 박정훈
책임편집 강경양
기획편집 신주식 이예린
마케팅 조안나 이유진 이나경
국제판권 이주은 김연
제작 최택순

발행처 대원씨아이㈜
주소 서울특별시 용산구 한강대로15길 9-12
전화 (02)2071-2094
팩스 (02)749-2105
등록 제3-563호
등록일자 1992년 5월 11일

ISBN 979-11-7288-323-2 03510